GUÍA para DOLORES de cabeza y MIGRAÑA

Katherine Wright

Traducido por: Ivonne Alcocer

Grupo Editorial Tomo S.A. de C.V.,
Nicolás San Juan 1043,
03100, México, D.F.

1a. edición, abril 2012.

Nicolás San Juan 1043, Col. Del Valle. 03100, México, D.F.
Tels. 5575-6615 • 5575-8701 y 5575-0186
Fax. 5575-6695
http://www.grupotomo.com.mx
ISBN-13: 978-607-415-369-9
Miembro de la Cámara Nacional
de la Industria Editorial No. 2961

Traducción: Ivonne Alcocer
Diseño de portada: Karla Silva
Formación tipográfica: Francisco Miguel M.
Supervisor de producción: Leonardo Figueroa

Impreso en México - *Printed in Mexico*

CONTENIDO

Parte uno

DOLORES DE CABEZA Y MIGRAÑAS: SÍNTOMAS, CAUSAS Y TRATAMIENTO

Capítulo 1

Introducción

La experiencia del dolor de cabeza es universal entre todos los seres humanos, éste afecta a gente de cualquier sexo desde la infancia y hasta la vejez. Asimismo es fascinante observar cómo los científicos van incrementando su creencia de que otras especies de mamíferos también sufren de dolores de cabeza. En las personas, algunos dolores de cabeza muestran cierta inclinación por algún género y también está el caso que cierto tipo de dolor de cabeza en un sujeto va cambiando con su edad. Además, un individuo puede experimentar más de un tipo de dolor de cabeza durante un periodo de tiempo en particular. Por lo tanto, una persona que comúnmente tiene migrañas puede experimentar ocasionalmente un dolor de cabeza de un tipo diferente.

A pesar de que cerca de 150 *causas* diferentes han sido identificadas para los dolores de cabeza, los doctores reconocen relativamente algunos *tipos* y estos son los que normalmente afectan a la mayoría de la gente. El categorizar los dolores de cabeza siempre ha sido problemático y esto se refleja en el hecho de que hay un grado de superposición entre los términos médicos y las definiciones usadas para describirlos.

La experiencia del dolor de cabeza varía enormemente, no sólo entre los individuos sino también en la misma persona. Es posible para un individuo tener un intenso y lamentable dolor de cabeza por una ocasión y uno que apenas si se alcance a percibir en la siguiente vez que ocurra. Algunas personas experimentan dolores de cabeza por la noche mientras que otros tienen dolores de cabeza que están ligados a una condición ya existente como un trastorno en la tiroides.

Algunas veces los dolores de cabeza son experimentados en conjunción con otros trastornos tales como la epilepsia o por lesiones actuales en la cabeza.

Es conocido que hay un fuerte componente psicológico en la generación y experimentación de ciertos tipos de dolores de cabeza pero esto es tan cierto como decir que los dolores de cabeza están "todos en la mente". Sin embargo, el hecho es que en este caso hay un papel no sólo para la medicina ortodoxa sino también para terapias complementarias en el tratamiento, manejo y prevención de dolores de cabeza y migrañas; muchas de estas alternativas se exploran en la segunda parte de este libro.

Se espera que esta guía pruebe ser útil no sólo para esos que seguido sufren de dolores de cabeza o migraña sino también para aquellos quienes simplemente desean aprender un poco más. Si bien se ha hecho el intento para proveer información precisa, este libro no deberá usarse como autodiagnóstico o tratamiento. Así como todos los aspectos de la salud, si estás experimentando dolores de cabeza regularmente o estás preocupado e inquieto por tus síntomas, siempre es mejor buscar asesoría médica.

Capítulo 2

Definiciones y términos: ¿dolor de cabeza o migraña?

Dolores de cabeza primarios y secundarios

Las directrices generales aceptadas para la clasificación de dolores de cabeza han sido ideadas por una organización llamada Sociedad Internacional de Dolores de Cabeza. Sin embargo, este criterio no siempre debe seguirse rigurosamente y debe estar abierto a diferentes interpretaciones y aplicaciones por cada uno de los doctores.

La más simple y básica clasificación de dolores de cabeza los define ya sea como *primarios* o *secundarios*. Los dolores de cabeza *primarios* surgen espontáneamente y ellos son por mucho el grupo más común, contando con alrededor del 90% de todos los casos. Los dolores de cabeza *secundarios* ocurren como síntoma de otro desorden subyacente o enfermedad y sólo el 10% de todos los casos cae en esta categoría, evidentemente son poco comunes. Sin embargo, a pesar de que es raro que un caso en particular de dolor de cabeza sea causado por una condición médica seria, sólo menos del 5% de la gente que busca asesoría médica por dolores de cabeza sufre de algún desorden serio como causa de sus síntomas, es quizás más útil clarificar esto un poco diciendo que la fiebre por infecciones virales, tales como un resfriado común o gripa, es frecuentemente acompañado por dolores de cabeza secundarios como parte de los síntomas y la mayoría de la gente experimentará esto en algún momento de su vida.

Dolores de cabeza agudos y crónicos

Otros términos que son comúnmente utilizados para categorizar los dolores de cabeza son *agudo* (también, agudo único o episódico) y *crónico* (también crónico diario o recurrente). Las dificultades surgen con el uso de todos estos términos, los cuáles quizás pueden ser más útiles si se piensan como un tipo de escala móvil de definición.

Un *dolor de cabeza agudo* es el que surge como un único evento, o por lo menos, ocurre rara y aisladamente durante un largo periodo de tiempo. Por lo tanto un dolor de cabeza secundario por una causa inusual puede ser descrito como agudo, pero igualmente se puede decir de la primera experiencia de un dolor de cabeza primario que tenga una persona comúnmente durante la niñez.

Los *dolores de cabeza crónicos* son estrictamente definidos como aquellos que ocurren por lo menos durante 15 días del mes por un periodo mínimo de 6 meses. Sin embargo, es aparente que una aplicación excesivamente rígida de esta definición podría probar no ser siempre útil. El sentido común sugiere que cualquiera que sufra de dolores de cabeza en un periodo regular debería llamarlo un sufrimiento crónico, sin importar si llenan o no por completo este criterio de tiempo. Finalmente, la categoría de *dolores de cabeza crónicos diarios* puede aplicarse a cualquiera de los tres *tipos* de dolores de cabeza descritos abajo; si estos ocurren por lo menos durante 15 días al mes durante 6 meses o más.

Tipos de dolores de cabeza primarios

Todos los términos arriba mencionados son muy amplios en sus aplicaciones, los tres principales *tipos* de dolores de cabeza reconocidos por los doctores son definidos más estricta y específicamente. Todos ellos son primarios en su naturaleza y pueden ser agudos o crónicos, de acuerdo a la frecuencia con que ocurren. Sin embargo, es bastante seguro afirmar que si el dolor de cabeza de cualquier tipo se ha vuelto significativo como para voltear a verlo como un problema, entonces es probable que esté sucediendo en periodos regulares, aunque pueda no ser lo suficientemente frecuente para ser clasificado como crónico de acuerdo con el sentido estricto de la definición.

Los tres tipos de dolor de cabeza primario que con frecuencia ocurren, son definidos cada uno de ellos por amplios grupos de síntomas específicos y son llamados: *dolores de cabeza por tensión, racimo de dolores de cabeza y dolores de cabeza por migraña* y estos son considerados a gran detalle a continuación.

Capítulo 3

Dolores de cabeza por tensión

¿Qué es un dolor de cabeza por tensión?

Los dolores de cabeza por tensión son el tipo más frecuente de los dolores primarios, cuentan con un 70% de todas las instancias comúnmente experimentadas por la mayoría de la gente en algún momento de su vida. Les han dado nombres alternativos como *dolor de cabeza por estrés, o dolores de cabeza musculares,* éstos pueden afectar a gente de ambos sexos a cualquier edad, aunque es menos común que aparezcan en niños de edades preadolescentes. Este tipo de dolor de cabeza está asociado con una contracción (tensión) de los músculos en la parte alta de la espalda y cuello, el dolor generalmente es de suave a moderado, a diferencia de uno que se localiza en un punto particular. Es común que el dolor se experimente como una presión alrededor de la circunferencia de la cabeza, como si una banda fuera gradualmente apretándose y apretara la cabeza. Sin embargo, algunas veces el dolor se siente más en la parte trasera de la cabeza y la persona puede estar mucho más atenta a la contracción y opresión de los músculos del cuello. El dolor es constante aunque no vibrante, aunque podría comenzar como una incomodidad leve e ir creciendo gradualmente durante varias horas hasta un gran nivel de intensidad. No es significativamente peor con movimientos ordinarios o rutina de actividad física aunque se podría exacerbar por altos niveles de ejercicio. No va acompañado de náuseas o vómito y tampoco hay una hipersensibilidad al ruido o luz.

Un dolor de cabeza por tensión normalmente ocurre durante la rutina diaria de actividades aunque un exceso de cansancio y preocupaciones pueden detonar un dolor de cabeza mientras duermes o se podría presentar justo al despertar en la mañana. El dolor es normalmente de corta duración, cuando mucho un día y es generalmente aliviado por remedios comunes como analgésicos de cualquier mostrador.

Causas

Mucha gente experimenta un dolor de cabeza por tensión por lo menos una o dos veces al mes mientras que a otros es raro que les ocurra. Normalmente no es necesario consultar a un doctor por una vez que ocurra un dolor de cabeza por tensión y no se va a ganar nada haciéndolo. Podría o no ser posible identificar la causa o el factor detonante de un dolor de cabeza en particular y la persona afectada es la mejor capacitada para juzgar esto, en lugar de un doctor. El único propósito útil de esto es evitar el detonante en el futuro y así prevenir la recurrencia del dolor. Por ejemplo, sostener un teléfono entre tu oreja y el hombro cuando estás ocupado en trabajo puede causar un dolor de cabeza por tensión, una vez identificado esto como un detonante, es muy sencillo dejar de hacerlo. Sin embargo, identificar la causa de un dolor de cabeza por tensión parece sumamente problemático para la mayoría de la gente. Esto es porque la causa más común o detonante de este tipo de dolores de cabeza es por cosas como el estrés y ansiedad que son prácticamente universales en la vida diaria. Estos factores psicológicos, junto con los cambios bioquímicos internos que ellos provocan, se unen para tomar parte en la generación de dolores de cabeza por tensión.

Aun la persona más relajada y despreocupada que se cree inmune al estrés, ocasionalmente experimenta un dolor de cabeza por estrés. Igualmente, la habilidad de un individuo para lidiar con el estrés varía de un episodio a otro y de ahí, quizás la probabilidad de experimentar un dolor de cabeza en una circunstancia en particular. A pesar de que es prácticamente imposible evitar por completo el estrés sí se puede lidiar con un dolor de cabeza, hay caminos para disminuir o mitigar tanto los efectos físicos como los emocionales, tales como la tensión muscular. Muchas de las terapias complementarias descritas en la Parte Dos de este libro trabajan precisamente en estos caminos, los cuales son útiles para contrarrestar los efectos del estrés y además de ser de gran uso en este aspecto, éstos indirectamente también ayudan a aliviar el dolor de cabeza en sí mismo.

Aunque a menudo es difícil indicar con toda precisión la causa de algún dolor de cabeza en particular, algunos otros factores predispuestos además del estrés son reconocidos. De éstos, dos han sido identificados como importantes en relación al dolor de cabeza por tensión: *falta de visión y mala postura.*

Falta de visión

La falta de visión es un factor bien conocido en este contexto, usualmente se refiere a un esfuerzo para leer pero puede, por supuesto, igualmente estar conectada con algún trabajo de concentración y esfuerzo tales como coser, dibujar o modelar. Es sorprendentemente común como la gente fuerza sus ojos en este sentido, quizás porque no necesitaban ayuda en el pasado y simplemente no se dan cuenta de que ahora requieren de lentes para leer. También, entre aquellos quienes ya usan lentes, es común que no se den cuenta de que sus ojos han cambiado y de que tienen atrasada una nueva revisión y prescripción.

Es recomendable que todos los adultos tengan una revisión ocular cada tres años y ésta es provista como un servicio gratuito en el sistema de salud. Una revisión de ojos se vuelve cada vez más importante con la edad, ya que los exámenes de la parte de atrás de los ojos pueden diagnosticar otros problemas, tales como glaucoma e hipertensión y hasta pueden identificar los cambios graduales en la habilidad de enfocar que de manera natural se va perdiendo con el tiempo. A cualquier edad de la vida es importante asegurarse de que leer o hacer esfuerzo con los ojos debe de realizarse con una buena iluminación. Hacer bizco o "fregarse" los ojos causa contracción tanto en los músculos de la frente (de aquí fruncir el ceño) como en la cabeza y esta tensión fácilmente se puede retransmitir al cuello y a la parte alta de la espina. Puede ser fácilmente apreciado como todo esto favorece la producción de dolores de cabeza.

Una mala visión no está sólo confinada a problemas de lectura impresa sino también se ha convertido en un alto riesgo asociado con el extendido uso de monitores de computadoras y quizás teléfonos móviles.

Mala Postura

Otro factor de predisposición, muy bien conocido, es la mala postura y esto es algo que podría comenzar en la adolescencia temprana. Es fácil entender cómo el jorobar la parte superior de la espalda, en conjunto con una cabeza mal sostenida, puede resultar en tensión de los músculos del cuello y la espina dorsal alta. Los problemas de postura han sido particularmente reconocidos como un factor de riesgo en las personas de "cuello blanco", trabajadores sedentarios de oficinas –aquellos que se sientan detrás del escritorio durante todo el día usando computadoras– y se ha incrementado en los últimos años. Evidentemente en estas circunstancias, una combinación de falta de visión y una mala postura podrían ser la causa de los dolores de cabeza por tensión.

Una gran cantidad de tiempo y esfuerzo se han invertido en el diseño y producción de sillas de oficina que soporten la espalda y promuevan una postura correcta, ahora son muy fáciles de adquirir.

También, la Secretaría de Salud elabora directrices obligatorias para los empleados para proteger la salud de los oficinistas, éstas incluyen regulaciones en la duración máxima de tiempo que deben estar frente a una computadora y la aplicación de pruebas oculares.

Tratamiento

Los dolores de cabeza por tensión, normalmente se pueden tratar de manera efectiva con analgésicos de mostrador, tales como paracetamol, aspirina o ibuprofeno. El suministro debe hacerse con precaución ya que una sobredosis de esta medicina puede, por sí misma, ser la causa de dolores de cabeza. Es mejor tomar la dosis recomendada en cuanto empieza el dolor de cabeza y posiblemente repetir la dosis cuatro horas después, sólo si es necesario. Hay otras medidas sencillas y útiles, dependiendo de la severidad del dolor de cabeza, tales como descanso, relajación, dormir, aplicarse una franela fría en la frente y darse un ligero masaje en los músculos del cuello, hombros y cabeza.

Prevención

Probablemente es imposible prevenir por completo la aparición de dolores de cabeza por tensión, pero para los que lo sufren frecuentemente, existen varias estrategias que pueden intentar. Éstas incluyen llevar un diario de dolores de cabeza (ver pág. 49), el cual puede ayudar a identificar algunos patrones en común o detonantes en la aparición de dolores de cabeza. Si los detonantes se pueden identificar entonces hay una posible esperanza ya sea de evitarlos o por lo menos de reducir su exposición. Las técnicas de relajación, tales como ejercicios de respiración y otras terapias complementarias (ver Parte Dos del libro), son útiles tanto para la prevención como para el tratamiento. Hacer de manera regular ejercicio y tomarse el tiempo de dormir han sido identificadas como importantes. El ejercicio ayuda a reducir el estrés y la depresión, las cuales son causas comunes de dolores de cabeza. El cansancio es frecuentemente implicado en la generación de dolores de cabeza y algunas veces todo lo que se necesita es un ajuste en tu rutina diaria y reconocer la importancia de dormir bien por las noches.

Capítulo 4

Racimo de dolores de cabeza

(Nombres alternativos: *dolor de cabeza alarma, dolor de cabeza suicida, dolor de cabeza de Horton, dolor de cabeza histamina, neuralgia ciliar, neuralgia petroso, neuralgia hemicraneal crónica, eritroprosopalgia de Bing, neuralgia migrañosa.)*

¿Qué son los racimos de dolores de cabeza?

Los racimos de dolores de cabeza son dolores de cabeza altamente distintivos cuando son comparados con dolores de cabeza por tensión o migrañas. A pesar de que su existencia ha sido reconocida medicamente por más de un siglo, ellos continúan siendo normalmente mal diagnosticados y en consecuencia algunas ocasiones manejados y tratados inadecuadamente. Esto a pesar del hecho de que el dolor involucrado es extensamente reconocido por ser insoportable y altamente incapacitante para los que padecen esta condición. La mayoría de los que son afectados describen el dolor como el peor que han experimentado o que hubieran podido imaginar experimentar, mientras que las mujeres comúnmente declaran que es mucho más severo que el dolor del parto. Dados estos hechos, es una suerte que los racimos de dolores de cabeza sean clasificados como raros aunque las estimaciones de cuántas personas están afectadas varían considerablemente.

Mientras que los racimos de dolores de cabeza pueden ocurrir a cualquier edad, normalmente empiezan a surgir en adultos entre los 20 y 40 años y se piensa que no afectan a niños. La incidencia en el Reino Unido podría ser entre 56 y 279 personas de cada 100,000 y la condición es de 4 a 5 veces más probable que afecte a hombres. En total, deben de haber entre 34,000 y 150,000 enfermos de esta condición en todo el Reino Unido.

Los racimos de dolores de cabeza son así llamados porque usualmente ocurren en ataques o periodos, surgiendo frecuentemente durante un periodo de tiempo específico, denominado *el periodo racimo.* Esto es seguido por un largo tiempo, en el cual la persona no tiene dolor de cabeza, llamado *el periodo de remisión.* A este típico patrón a veces se le da el título de *racimo episódico de dolores de cabeza* y es por mucho la manifestación más común de este desorden.

Entre todos estos patrones, es normal que se presenten otras tendencias. Primeramente, es típico que los dolores de cabeza comiencen a la misma hora del día, comúnmente durante el periodo de sueño por la noche (de aquí, dolor de cabeza alarma). Muy seguido, la persona se despierta por el dolor de cabeza después de una hora u hora y media después de haberse dormido, durante la fase de sueño movimientos oculares rápidos (MOR) así reconocida por los especialistas. Los individuos que experimentan racimo de dolores de cabeza durante la noche o aquellos que tiene un racimo de dolores al despertar también podrían sufrir de apnea del sueño (cuando una persona deja de respirar momentáneamente) lo que tiende a intensificar los racimos de dolores de cabeza. Muchos pueden no estar conscientes de tener esta condición y por esto no buscan ninguna ayuda para el problema. En segundo lugar, el periodo activo del racimo es normalmente estacional, ocurriendo en la misma época del año y probablemente durante la primavera o el otoño. Otra de las características es que los dolores de cabeza son de un solo lado y durante un periodo de tiempo determinado, raramente cambia de lado.

Los dolores de cabeza individuales normalmente ocurren rápido, vienen por 10 minutos, generalmente sin previa advertencia. Típicamente duran de media hora a 3 horas pero más comúnmente de 20 a 90 minutos. Los dolores de cabeza pueden ocurrir una vez cada dos días o con mucha más frecuencia, hasta 8 veces o más en el día.

La duración del periodo racimo varía considerablemente. Típicamente, éste dura de 6 a 12 semanas pero puede ser más corto o más largo. La fase de remisión es igualmente variable en duración y en casos raros se experimenta un solo periodo de racimo. Los periodos de remisión pueden durar por muchos años, más frecuentemente, hay un periodo de racimo ya sea anualmente o dos veces por año. Incluso durante la fase de remisión, ocasionalmente algunas gentes experimentan episodios de menor importancia de dolores de cabeza, quizás durando tan sólo algunos días.

En un 10% de los casos, los ataques continúan sin remisión y si esto sucede, la persona se considera estar sufriendo de *racimos de dolores de cabeza crónicos*. Otra forma extremadamente inusual, la cual casi exclusivamente afecta a las mujeres, es llamada *hemicránea paroxística crónica*. Los dolores de cabeza son aún más severos, siempre ocurren del mismo lado de la cabeza y son de corta duración, durando entre 5 y 30 minutos. Pero estos emergen como múltiples ataques o quizás de 15 a 30 dolores de cabeza por día y son altamente entorpecedores y debilitadores para la persona que los sufre.

Aunque un racimo de dolores de cabeza usualmente emerge sin previo aviso, algunas personas han reportado un sentimiento anterior de pesadez o un dolor sordo. En todas las instancias, el dolor comúnmente lo describen como agudo, una perforación, ardor, dolor punzante, como agujas y se centra alrededor de un ojo y la sien del mismo lado. Algunas veces el dolor se esparce más extensamente y podría llegar hasta el cuello y muy raramente lo describen como palpitante. El ojo del lado afectado normalmente se inflama, se llena de sangre y derrama profusamente. Los párpados a menudo se hinchan y pueden cerrarse (ptosis) y algunas veces la pupila del ojo afectado se contrae. La nariz de este lado a menudo se congestiona y que se presente sudor en la cara es muy común.

El dolor por un racimo de dolores de cabeza tiene un severo efecto incapacitante mientras dura y normalmente produce un comportamiento agitado. La persona podría repetitivamente caminar en círculos o hacia arriba y hacia abajo o incluso golpear su cuerpo o cabeza en un esfuerzo desesperado por distraerse.

No es sorprendente, que en individuos que sufren de racimo de dolores de cabeza exista un riesgo significativo de depresión o incluso suicidio y es muy importante para aquellos afectados que reciban un tratamiento efectivo y ayuda para hacer frente a su condición. Cualquiera que sospeche que podría estar afectado por racimo de dolores de cabeza ciertamente debería buscar ayuda médica empezando por su médico de cabecera (el cual lo puede referir a una clínica especializada en dolores de cabeza) y si sus dolores de cabeza ocurren por la noche, también puede preguntar acerca de la posibilidad de apnea del sueño lo que hace peor los dolores de cabeza.

Causas

La causa precisa del racimo de dolores de cabeza permanece desconocida pero las investigaciones han revelado algunas pistas interesantes. Se ha establecido que una región del cerebro llamada hipotálamo se activa ipsilateralmente (de un lado) durante un ataque y esta área tiene conexiones directas tanto con el nervio trigémino como con los nervios parasimpáticos craneales. De ahí que se crea que una disfunción en el hipotálamo comienza la cadena de eventos que llevan a la generación de racimo de dolores de cabeza. Cuando esto ocurre, hay una liberación de neurotransmisores (que ocurre naturalmente con sustancias bioquímicas involucradas en la transmisión de impulsos eléctricos), resultando en una estimulación en las redes del nervio trigémino y nervio parasimpático, junto con la dilatación de los vasos sanguíneos craneales.

Se ha descubierto que la hipoxemia (un bajo nivel de oxígeno en la sangre), la cual naturalmente causa que los vasos de sangre se dilaten, está asociada con la causa de racimo de dolores de cabeza. El cuerpo carotideo es un área especializada en las largas arterias carótidas a través de las cuales al cerebro le suministran sangre y lo implican en monitorear los niveles de oxígeno y dióxido de carbono. Es posible que este pueda ser un mecanismo de retroalimentación, además de que está involucrado de alguna manera. El exacto mecanismo es muy complicado pero se piensa que la disfunción en el hipotálamo causa la dilatación de los vasos sanguíneos craneales en el cerebro y que esto se produce por la estimulación del nervio trigémino y la operación de reflejos en el sistema nervioso parasimpático. El resultado de la combinación de esta serie de eventos es la generación del dolor unilateral acompañando y controlando los síntomas (llevados por una parte del sistema nervioso no controlado conscientemente) tales como los ojos llorosos y nariz tapada características de esta condición.

Esta situación se complica más por el hecho de que el hipotálamo está involucrado en la regulación del "reloj interno" de todos los mamíferos, incluyendo los seres humanos. Está envuelto no sólo en la regulación del ritmo cardiaco (diario) sino también en el ritmo cardiaco anual (por año). Estos mecanismos regulatorios son responsables tanto de los cambios diarios como de los estacionales en los ciclos de luz y obscuridad conocidos como cambios foto periódicos. Una hormona llamada melatonina es conocida por ser un factor clave en su operación.

La melatonina es una sustancia bioquímica natural que es secretada por la glándula pineal (una pequeña, altamente especializada masa de nervio tejido localizada cerca del centro del cerebro). Esta hormona está involucrada en la regulación de los ritmos cardiacos de todos los mamíferos superiores. Más específicamente, está involucrada en lograr los cambios en la actividad, comportamiento y fisiología que ocurre durante cualquier periodo de 24 horas, tal como la determinación de las fases del sueño y desvelo. En circunstancias normales, la melatonina se libera en altos niveles durante la oscuridad pero su secreción es baja y suprimida durante el día. Estos niveles de hormona varían no sólo todos los días sino también en bases estacionales, conectadas con los cambios de la cantidad de luz del día. En los mamíferos, se piensa que la melatonina tiene un papel determinante en los ritmos cardiacos anuales tales como la época de cría e hibernación.

Críticamente con respecto a los racimos de dolores de cabeza, se ha descubierto que los niveles alterados de hormona se encuentran en los pacientes con esta condición y es probable que otras sustancias bioquímicas involucradas en la regulación estén igualmente afectadas.

Otro vínculo interesante es que entre los hombres afectados, los niveles bajos de plasma de testosterona se encuentran tanto a lo largo del periodo del racimo como durante el ataque. Tomándolos en conjunto, estos descubrimientos han abierto la posibilidad de un tratamiento potencialmente útil y prevenciones en el manejo de esta condición, tales como là terapia de reemplazo de melatonina y terapia de la luz.

Finalmente, estudios recientes han revelado que los factores genéticos también están implicados y el gen ingerido es designado HCRTR2. El gen muestra un patrón autosómico dominante de herencia y su presencia está conectada con un creciente riesgo de racimo de dolores de cabeza. De 1 a 20 pacientes tienen un pariente cercano que también sufre de esto. En general, un pariente cercano de alguien con esta afección está en un riesgo más alto de sufrir racimo de dolores de cabeza que alguien que no tiene está conexión.

En la mayoría de los casos, los dolores de cabeza individuales normalmente surgen sin advertencia. Sin embargo, algunos *detonantes* han sido identificados como importantes en algunas personas y como factores de riesgo potenciales para todos los pacientes de esta condición y es de gran utilidad remarcarlos aquí. En general, los detonantes son sólo significativos en la duración del periodo racimo y no tienen la misma influencia en otros momentos.

Detonante de un racimo de dolores de cabeza

El ALCOHOL es de particular importancia y es el más comúnmente reportado como detonante del racimo de dolores de cabeza. La mejor advertencia es evitar bebidas alcohólicas durante el periodo de racimo y proceder con precaución fuera de este tiempo, especialmente cerca del inicio o final del periodo de dolor de cabeza.

LAS SUSTANCIAS CON UN OLOR INTENSO como perfumes, aromatizantes muy concentrados, pinturas, petróleo y químicos industriales similares y solventes también podrían ser detonantes. Es particularmente importante evitar inhalar cualquier sustancia volátil conocida como causante de la dilatación de los vasos sanguíneos como la nitroglicerina, ya que es probable que provoque un ataque.

CALOR EXCESIVO puede ser un detonante, incluso el tomar una ducha muy caliente o calentarse por el ejercicio.

EXTENUANTE ACTIVIDAD FÍSICA es un detonante en algunas personas y puede ser recomendable realizarlo de manera moderada durante el periodo de racimo.

FUMAR, la mayoría de los afectados por racimo de dolores de cabeza es o ha sido fumador. A pesar de que no existe evidencia que demuestre que dejar de fumar reduce la frecuencia de los dolores de cabeza, es indudable que en este caso mejoraría la salud en general y reduciría el riesgo de otras enfermedades serias.

Ver también **RESUMEN DE LAS CAUSAS DE DOLORES DE CABEZA POR EL MEDIO AMBIENTE Y ESTILOS DE VIDA** en la página 53.

Tratamiento

El tratamiento para el racimo de dolores de cabeza opera en dos frentes: primero, abortar o litigar un dolor de cabeza que ya empezó, y segundo, prevenir que ocurran los dolores de cabeza. En la práctica, hay un grado considerable de superposición entre estos dos enfoques y el uso de algunas medicinas está restringido a una u otra de las formas particulares del racimo de dolores de cabeza. Con respecto al tratamiento, es el caso ordinario que los medicamentos de mayor uso para aliviar el dolor son enteramente inútiles. Los medicamentos prescritos que se utilizan para la prevención y tratamiento de racimo de dolores de cabeza no son analgésicos pero trabajan de una manera completamente distinta.

Con la medicina que te den para el dolor de cabeza, es muy importante que tú:

- Leas todas las instrucciones que vienen con el empaque y sigas las indicaciones dadas por tu doctor.
- Estés al pendiente de contraindicaciones o advertencias (algunos medicamentos, por ejemplo, te pueden hacer sentir muy soñoliento). Si estás atento de cualquier contraindicación, sabrás entonces en qué momento buscar a un médico.
- Dile a tu doctor acerca de cualquier otro medicamento que puedas estar tomando porque algunas medicinas para dolor de cabeza pueden reaccionar mal con otros medicamentos.

La droga que es más extensamente prescrita se llama sumatriptan y también se utiliza para tratar la migraña. Farmacológicamente, pertenece al grupo de los triptan y actúa sobre la sustancia bioquímica llamada 5-hydroxytryptamine (5-HT) o serotonina. Serotonina es un derivado de un aminoácido (proteína) llamado triptófano y éste funciona como un neurotransmisor pero también se involucra en la dilatación y contracción de los vasos sanguíneos. Éste se encuentra en el cerebro y en el sistema nervioso y también en algunas otras áreas del cuerpo, incluyendo el intestino. Así como fue descrito arriba, tanto el sistema nervioso como el circulatorio están involucrados en la generación de racimo de dolores de cabeza. Se cree que alteraciones en el nivel de 5-HT están directamente implicadas, particularmente en relación a la dilatación de los vasos sanguíneos craneales. El modo de actuar del sumatriptan es sobre todo como un receptor 5-HT1 agonista. Esto quiere decir que tiene una atracción o afinidad por los receptores 5-HT, compitiendo por su uso y de este modo reduciendo el número disponible a 5-HT, en consecuencia reduciendo los efectos psicológicos.

El sumatriptan no es capaz de cruzar la barrera de la sangre del cerebro (BSC) que se cree que es una característica tanto psicológica como anatómica de cierta sangre capilar en el cerebro. Esto opera para excluir, retardar y generalmente regular la corriente interior y exterior de varios compuestos, sustancias bioquímicas y cuerpos extraños entre la sangre circulando y el cerebro. Por lo que se piensa que el sumatriptan actúa en los vasos sanguíneos de las meninges (el tejido de membranas conector que rodea el cerebro y la médula espinal). La droga está clasificada como primera generación triptan y tiene una biodisponibilidad baja del 14%, comparada con la más recientemente desarrollada segunda generación de triptan y su periodo de actividad psicológica es relativamente corto. Sin embargo, actúa rápidamente.

El sumatriptan se puede tomar oralmente pero es normalmente utilizada como inyección subcutánea, comúnmente se emplea un "autoinyector" ideado con la cantidad suficiente para cada dosis. El uso de este medicamento es más eficiente si se administra en cuanto empiece el dolor de cabeza. En la mayoría de los casos, la droga se activa en 5 o 10 minutos. La dosis para adultos es de 6 mg. por dolor de cabeza, en un máximo permitido diariamente de 12 mg. lo que es 2 inyecciones en un periodo de 24 horas y debe haber un intervalo de por lo menos una hora entre cada inyección.

Los efectos colaterales se pueden experimentar, pero generalmente son leves. Éstos incluyen boca seca, mareos, náusea y sensación de cansancio. Un número reducido de personas podría experimentar otros síntomas como enrojecimiento y sensación de calor, sensación de opresión u hormigueo y un sentimiento de presión en los miembros y ocasionalmente en el pecho. Cualquier efecto lateral debe reportarse y discutirse con el doctor que prescribió el medicamento. El sumatriptan está contraindicado en algunos pacientes, incluyendo aquellos que sufren o están en riesgo de un infarto, problemas del corazón o problemas periféricos al sistema circulatorio.

La ergotamina es otra droga que se podría usar en el tratamiento y se administra tanto de forma oral como en supositorios rectales. La dosis debe ser estrictamente controlada tanto diaria como semanalmente para evitar efectos secundarios potencialmente dañinos y la droga sólo se puede tomar por periodos cortos e intermitentes. La ergotamina trabaja causando contracción temporal de los vasos sanguíneos y por esto es inadecuada para pacientes que sufren de desórdenes circulatorios. Dihidroergotamina es una forma inyectable y, otra vez, ésta tiene que ser usada con precaución. Cuando se inyecta, hay un gran riesgo de efectos secundarios como la náusea.

Oxígeno es una terapia sin químicos que es efectiva en tres cuartos de todos los pacientes aunque puede no desaparecer cada dolor de cabeza individual. Cilindros portables se pueden suministrar para su uso en casa y el paciente simplemente respira el oxígeno puro a través de una mascarilla al comienzo del dolor de cabeza.

Prevención

Preparaciones preventivas o profilácticas también están prescritas para su uso durante un racimo de dolores de cabeza en la forma episódica de la condición. La ergotamina es utilizada de esta forma y normalmente se toma a la hora de acostarse antes de que la persona se duerma, o una hora o dos antes del momento en que se espera el comienzo del dolor de cabeza.

Verapamil, litio y divalproex son otros tres medicamentos prescritos en forma de tabletas para su administración oral. Todas ellas se deben utilizar como preventivas del episódico racimo de dolores de cabeza o como un tratamiento de continuidad para la forma crónica de la condición. Los pacientes con prescripción de verapamil requieren de un cercano monitoreo del corazón, lo que significa récords de electroencefalogramas (EEG), especialmente si la dosis ha incrementado. Si se está tomando el litio, la condición de los vasos sanguíneos se debe monitorear, ya que es un riesgo de efectos secundarios no deseables.

Metisergida es un medicamento preventivo muy eficaz pero generalmente sólo se prescribe como última opción cuando las otras preparaciones no funcionaron. Sólo se puede utilizar por un periodo máximo de seis meses y lo es de valor limitado para racimos de dolores de cabeza crónicos.

Prednisona es a menudo efectiva en ponerle fin a un racimo de dolores de cabeza. Generalmente se utiliza por un periodo limitado de 2 a 4 semanas, la dosis se va reduciendo gradualmente y no se prescribe para los casos crónicos de la condición. Otras preparaciones de corticosteroide son algunas veces prescritas por un tiempo corto ya sea al inicio o al final del periodo de racimo pero no se pueden utilizar por mucho tiempo debido al riesgo desfavorable de los efectos secundarios de los esteroides. Una preparación de corticosteroide se podría usar en conjunto con otra droga, como el verapamil, al inicio del tratamiento, pero luego gradualmente se va eliminando mientras la medicación principal va construyendo y empieza a surtir efecto.

Indometacina es una medicina particularmente usada para tratar hemicránea paroxismal crónica (HPC) pero no se prescribe ni para tratamiento ni para la prevención de otras formas de racimo de dolores de cabeza.

Capítulo 5

Migraña

¿Qué es una migraña?

Una migraña es una forma distintiva de un recurrente dolor de cabeza que a menudo ocurre como "ataque" o episodios de dolor pero sin ningún patrón aparente de estacionalidad o periodicidad. El dolor es frecuentemente (aunque no exclusivo) confinado a un lado de la cabeza y se caracteriza por estar acompañado de ciertos síntomas y manifestaciones. Cerca del 20% de todos los dolores de cabeza experimentados en el Reino Unido en algún momento determinado son migrañas.

Aproximadamente el 15% (aproximadamente 6 millones de personas) de la población en el Reino Unido lo padecen y cerca del 66% de éstos son mujeres. Los niños pueden ser afectados (ver **Dolores de cabeza en niños,** página 51) pero el comienzo de las migrañas normalmente coincide con la pubertad. Los niños tienden a ser afectados a una edad más temprana mientras que entre las niñas el primer ataque a menudo ocurre alrededor del primer ciclo menstrual. En general, las migrañas comúnmente afectan a adultos jóvenes entre la adolescencia y el principio de los cuarentas.

El número de ataques varía mucho pero en promedio, un paciente experimenta cerca de 15 migrañas cada año. Algunas gentes pueden pasar años sin un ataque y en otros, las migrañas individuales sólo ocurren ocasionalmente. En aquellos severamente afectados, los dolores de cabeza pueden ocurrir tan seguido como varias veces a la semana y tienen serios e incapacitantes efectos sobre su disfrute y calidad de vida.

La duración del dolor de una sola migraña puede ser de 4 horas a 2 o 3 días y, muy seguido, la persona se siente cansada y "apaleada" por un día o varios después. Entre los ataques no hay síntomas pero es posible que un paciente de migraña experimente algunos dolores de cabeza por tensión en otras ocasiones.

Se reconocen dos principales tipos de migraña: *migraña sin aura o migraña común y migraña con aura o migraña clásica.* También, hay algunas atípicas, formas inusuales y en algunos casos, éstas pueden estar ligadas a otros factores (genéticos).

Migraña sin aura

Migraña sin aura es el tipo más común experimentado por cerca del 90% de todos los pacientes de migraña. Los síntomas son:

- Se desarrolla un dolor de cabeza de moderado a severo, usualmente en un lado de la cabeza aunque una sensación de presión se puede sentir a través de la cabeza y en algunas ocasiones el dolor se extiende hacia abajo al cuello. El dolor de cabeza es típicamente lento cuando comienza pero va creciendo en severidad hasta un periodo de 2 a 12 horas cuando alcanza el máximo. Sin embargo, puede ser severo desde el inicio. El dolor es descrito como intenso, severo, palpitante o pulsante y normalmente el mover la cabeza lo empeora. El dolor desciende gradualmente en un periodo variable de tiempo.

Uno o más de los siguientes puntos son comúnmente experimentados:

- Náusea, vómito.

- Fotofobia: Una elevada sensación de intolerancia a la luz, a menudo siendo necesario recostarse en un cuarto oscuro.
- Una elevada sensibilidad e intolerancia al sonido, incluso a niveles moderados de ruidos cotidianos.
- Una elevada sensibilidad e intolerancia a los olores, como aquellos que vienen de la comida, bebidas, perfume, etc.
- También se puede nublar la visión, sudar, escalofríos, pérdida de concentración, leve desorientación, mareo, dolor abdominal, diarrea, aumento de la micción, nariz tapada, cuero cabelludo sensible, incremento de apetito.

Migraña con aura

Esta forma de la condición es la más extraña, el dolor de cabeza y otros síntomas son los mismos ya descritos arriba pero son precedidos por ciertas alteraciones neurológicas conocidas como *aura*. Normalmente, la gente que sufre de migraña con aura es capaz de predecir cuando un ataque es inminente, se podrían sentir excitados o eufóricos, anormalmente hambrientos o sedientos, o tener antojo por cierta comida o sentirse irritables y en depresión. Ninguno de éstos se podría presentar y sólo un misterioso "sexto sentido" avisa que la migraña está por ocurrir.

Normalmente el aura por sí misma dura desde algunos minutos hasta una hora, pero en algunos casos mucho más. Es común que el dolor de cabeza aparezca después de una hora de la desaparición del aura. Sin embargo, si el aura es de larga duración entonces continuará junto con la duración del dolor de cabeza o por lo menos persistirá por un rato.

El tipo más común de aura es un tipo de distorsión visual incluyendo ver patrones en zigzag, luces intermitentes o un efecto de curvas o incluso hasta la pérdida de vista parcial temporal. Algunas ocasiones en la vista los objetos aparecen o tiemblan, se deforman. La segunda manifestación reportada como la más común es una sensación extendida de entumecimiento o "alfileres y agujas". La sensación a menudo viaja por una mano, sube al brazo, cuello y cara donde la nariz y la boca pueden ser afectadas. El entumecimiento puede también sentirse en una extremidad inferior o en ambas.

En casos severos, puede haber una pérdida parcial del habla, confusión, desmayos y grados de parálisis temporal. Cuando se experimentan por primera vez, estos síntomas tan aterradores que pueden confundirse con un infarto.

La gente afectada con esta forma de migraña puede en algunas ocasiones experimentar el aura sin el desarrollo del dolor de cabeza. También es común para los pacientes tener migraña sin aura en algunas ocasiones.

Combinando las dos formas, los doctores reconocen cinco etapas de migraña, aunque no cada etapa se presenta en todos los casos.

1 La etapa *premonitoria* o *etapa de premonición* –el primer periodo de aviso donde las señales de, o el sentido de que un inminente ataque está por aparecer.
2 La *etapa* del aura.
3 La *etapa* del dolor de cabeza.
4 La *etapa de resolución* que describe el periodo cuando los síntomas gradualmente disminuyen. En algunas gentes, vomitar trae inmediatamente la detención del dolor de cabeza. Otros despiertan sin dolor después de haber dormido un rato.
5 El *postdromal o etapa de recuperación* que se refiere al periodo cuando los síntomas han desaparecido. La persona se puede sentir débil, exhausta y desanimada hasta por 24 horas y en algunas ocasiones por más tiempo.

Causas

Las causas exactas de la migraña no son completamente entendidas pero se piensa que algunos de los mismos mecanismos que están implicados en el racimo de dolores de cabeza también se encuentran en la migraña. El principal factor parece ser el sistema trigémino vascular (el nervio trigémino y los vasos periféricos en el cerebro) y el neurotransmisor 5-HT o serotonina. Los receptores en el nervio y vasos sanguíneos son serotonérgicos (sensibles a la serotonina) y el nivel de ésta es conocido que decrece al inicio del dolor de la migraña. La activación del sistema trigémino vascular, el cual toma lugar durante la migraña, está involucrada en causar la contracción y expansión de los vasos sanguíneos y en la generación del dolor. Las razones de por qué algunas personas son susceptibles mientras que otras no, todavía tiene que ser explicada. Es posible que los pacientes puedan tener un centro de sensibilidad más alto al dolor en el cerebro pero es probable que diversos factores actúen en combinación para determinar si un individuo es afectado o no. Ahora se cree que hay una predisposición genética para los dolores de migraña con aura y esto es respaldado por el hecho de que el 80% de los pacientes tiene otro miembro de la familia que también es afectado. Se espera que este descubrimiento en algún tiempo guíe a un blanco para las terapias.

Detonante de un ataque de migraña

Un detonante es una actividad, evento o sustancia que provoca un ataque de migraña. Casi nada puede actuar como un detonante, pero algo en especial a lo que un individuo es sensible puede no causarle un ataque a alguien más. Confusamente, incluso cuando una persona es capaz de identificar un detonante, éste puede no causar un ataque en cada ocasión. Algunos pacientes son capaces de descubrir uno o más detonantes mientras otros no pueden identificar un solo factor con cierto grado de exactitud. La mayoría de los ataques parecen ocurrir sin ningún detonante obvio aunque esto podría ser debido, por lo menos en alguna ocasión, a una falla de identificación más que a una verdadera ausencia. También podría ser el caso de que uno o más detonantes se combinen, como estrés o cansancio en conjunto con la falta de alimento.

La lista de los detonantes comunes conocidos incluye:

- Alimento, incluye chocolate, productos lácteos (especialmente quesos y particularmente añejos o de sabores fuertes), salmón, vino rojo y otras bebidas alcohólicas, alimentos envasados y fermentados, comida y carne procesada, café, alimentos que contengan mono sodio glutámico o endulzantes artificiales, frutas cítricas, vegetales, productos con levadura, comida oriental altamente colorada, alimentos fritos, pizas congeladas.
- La hipoglucemia se debe a comidas irregulares o comidas no hechas y falta de alimento.
- El estrés y factores emocionales como el enojo.
- Relajación al final de un periodo de estrés.
- Cansancio o patrón de interrupción del sueño incluyendo exceso de sueño.
- Cambios de clima.
- Mala visión.
- Mala postura, torceduras de cuello o espalda.
- Fumar.
- Rechinar los dientes durante el sueño.
- Luces brillosas o intermitentes.
- Sonidos fuertes o repentinos.
- Ciertos olores incluyendo perfumes, petróleo, pintura.
- Esfuerzo físico o poco ejercicio.
- Viajes o largas jornadas.
- Otros medicamentos.
- En las mujeres, cambios hormonales. Los niveles de hormonas de las mujeres fluctúan naturalmente durante el periodo menstrual y evidencias han probado que las mujeres son susceptibles a un ataque de migraña al inicio del periodo, cuando el estrógeno está en sus niveles más bajos. También en ocasiones las migrañas desaparecen durante el embarazo. La combinación de anticonceptivos de administración oral y el HRT no son indicados para las mujeres que sufren

de migraña con aura. Aquellas con migraña severa podrían estar en un riesgo más alto de sufrir un infarto si sus medicamentos contienen estrógeno. Es importante que todas las mujeres que sufren de esto busquen ayuda médica para preguntar por la viabilidad de tomar medicamentos hormonales e informarles a sus doctores si notaron algún cambio al tomar la medicación.

Tratamiento

Analgésicos (mitigantes del dolor) pueden ser a veces efectivos en aliviar la migraña, especialmente si el ataque es de los leves. Esto funciona mejor si se toma en cuanto aparecen los síntomas, pero es mucho menos probable que sea efectivo si se espera hasta que el dolor haya aumentado. Está bien establecido que los analgésicos son menos efectivos en el momento más fuerte de ataque. Esto es en parte porque hay menos absorción a través de la pared del estómago en este momento, particularmente si hay vómito o náuseas. Si las cápsulas se tragaron, apenas pueden estar llegando al estómago o incluso vomitarlas, en lugar de absorberlas. Por esta razón, puede ser útil escoger preparaciones solubles o efervescentes que se absorben más rápidamente en el torrente sanguíneo. Los disparos nasales, supositorios anales o vaginales e inyecciones son otros métodos potencialmente alternativos de suministrar el medicamento.

Las medicinas de mostrador como el paracetamol, ibuprofeno y aspirina se pueden intentar (la última no es recomendada para niños). Medicamentos más fuertes para quitar el dolor, incluyendo diclofenaco, ácido tolfenámico y naproxeno sólo están disponibles con prescripción. Medicinas antieméticas (antiemético) pueden tomarse junto con analgésicos, una vez más, éstas son más efectivas si se toman al inicio del ataque. Algunas preparaciones de mostrador especialmente preparadas para la migraña como el *Migraleve, Paramix y Migramax* combinan analgésicos (paracetamol y codeína) con antieméticos. Sin embargo las proporciones de los ingredientes activos en estas combinaciones pueden no ser las óptimas para cada individuo y puede ser más recomendable tomar antieméticos como el metoclopramida o domperidona de forma separada y así se pueden ajustar. Estas son prescripciones médicas y pueden, una vez más, ser aplicadas por métodos alternativos como supositorios, si es requerido.

Otro medicamento utilizado en el tratamiento comprende medicamentos conocidos como triptanes. Miembros de esta familia son 5-HT1 agonista de los receptores que trabaja corrigiendo el desequilibrio en el nivel de serotonina que surge durante un ataque de migraña (ver página 32). Varios medicamentos están disponibles incluyendo sumatriptán (el pilar del tratamiento), frovatriptán, rizatriptán, zolmitriptán, eletriptán, almotriptán y naratriptán. Sólo cuatro de éstos tienen licencia para utilizarse en el Reino Unido (disponible como *Imigrán* e *Imitrex*); naratriptán (*Amerge* y *Naramig*); rizatriptán (*Malaxalt*) y zolmitriptán (*Zomig*). Podría ser necesario intentar varios de estos antes de descubrir el más adecuado. Todas estas medicinas pueden producir efectos secundarios, incluyendo náusea, vómito, rigidez o presión en el cuello, pecho u otras partes del cuerpo. Las preparaciones no son recomendables para personas adultas mayores de 65 años o cualquiera con enfermedades circulatorias o del corazón, presión alta o con riesgo de infarto.

Si las migrañas son muy severas y estos medicamentos han probado no funcionar, existen otras medicaciones que pueden ser prescritas. A menudo son muy potentes, un ejemplo es ergotamina tartrato, pero no es recomendable para nadie con problemas del corazón, circulatorios o de riñón o para mujeres que están embarazadas o amamantando.

Cualquiera que sea el medicamento que se adopte, muchos de los pacientes encuentran útil recostarse en un cuarto tranquilo y oscuro mientras experimentan el ataque. Aplicar un poco de hielo o una franela fría en la cabeza puede proporcionar cierto alivio.

Prevención

Si los detonantes se han identificado, evitarlos lo más posible es una de las medidas obvias de mayor utilidad. Sin embargo, de igual forma que con los dolores de cabeza, la prevención de los ataques de migraña puede ser problemática. Medicación profiláctica puede ser prescrita, pero generalmente sólo disminuye la frecuencia y severidad en lugar de evitar por completo los ataques. Las drogas que se prescriben se toman en dosis diarias independientemente de lo que se tome durante el ataque. Éstas incluyen betabloqueadores como el propanolol (*Inderal A*, pero no se recomienda para aquellos con asma), antidepresivos como el amitriptilina, antiestamínicos como el pizotifeno que normalmente se toma por las noches ya que puede causar sueño, anticonvulsivos como el topiramato y sodio valproato (*Epilin*, no autorizado para tratamiento de migraña). Todas estas son potentes preparaciones con un rango de efectos secundarios y contraindicaciones. Todas estas fórmulas sólo se pueden prescribir después de una consulta y una evaluación minuciosa.

La depresión es más común entre aquellos que padecen migraña y viceversa, los pacientes de depresión están en gran riesgo de tener ataques de migraña. La investigación está constantemente en marcha para tratar de determinar si un tratamiento para la depresión podría ser un método preventivo.

Formas extrañas de migraña

Migraña oftalmológica u ocular es caracterizada por dolor lateral, usualmente se centra alrededor de un ojo, acompañado de una visión doble u otro tipo de perturbación. Comúnmente náusea y vómito están presentes. *Migraña hemipléjica* produce síntomas que en ocasiones son confundidos con un infarto, sólo que estos son enteramente reversibles. Existe doble visión o alguna otra perturbación, ceguera temporal y cierto grado de sordera por poco tiempo, parálisis de un lado y adormecimiento de la cara causando problemas del habla y para tragar.

Todos estos síntomas se pueden presentar en mayor o menor grado y los efectos podrían persistir por varios días antes de disiparse por completo. *Migraña de arteria basilar* raramente puede surgir durante un ataque y ésta surge cuando la arteria basilar, la cual distribuye sangre a la base del cerebro, entra en un espasmo. Los síntomas incluyen visión doble, mareo, desmayo y pérdida de conciencia, esto es causado por un bajo suministro de oxígeno al cerebro. Para la *Migraña abdominal* ver **Dolores de cabeza en niños,** página 51.

Migraña y epilepsia

Algunas gentes sufren de las dos, migraña y epilepsia (un desorden cerebral detonado por una descarga neuronal anormal que resulta en convulsiones). A pesar de que son dos condiciones diferentes comparten algunos síntomas como perturbaciones visuales y algunos detonantes como estrés, falta de sueño y cambios hormonales. Es importante que si sufres de migraña y de convulsiones le informes a tu doctor. El medicamento anticonvulsivo que se utiliza para tratar la epilepsia también se ha utilizado con éxito en gente que sufre de ataques de migraña, aunque algunas medicinas podrían ser apropiadas para una afección y tener efectos perjudiciales en la otra. Si sufres de migraña y epilepsia, en algunas ocasiones el tratamiento puede dirigirse a ambas.

Capítulo 6

Dolores de cabeza crónicos diarios (DCCD)

¿Qué son los dolores de cabeza crónicos diarios?

Los dolores de cabeza crónicos diarios pueden abarcar uno o más de los tres principales tipos y se estima que del 3% al 4% de la gente en el Reino Unido lo sufre. Esta afección puede surgir en gente de cualquier edad, desde niños pequeños hasta adultos mayores, es común para los pacientes experimentar un grado de rigidez en el cuello y contracción muscular además de dolor. Al menos la mitad de los que consultan a su médico de cabecera sufren de este tipo de desorden. Es más probable que caigan en un rango de edad de 30 a 40 años y que hayan sufrido dolores de cabeza por tensión o migrañas por algún tiempo.

Causas

La causa más común del DCCD es el uso excesivo de medicamentos analgésicos, más frecuentemente aquellas fórmulas que se pueden comprar fácilmente en el mostrador de farmacias y supermercados. Esto llevó a que se le concedieran al DCCD otros nombres incluyendo *rebote analgésico, medicamento de mal uso o medicamento excesivo de dolores de cabeza.*

Se estima que la mitad de los pacientes de DCCD cae en la categoría de una medicación excesiva y entre este grupo, las mujeres van 5 a 1 en relación con los hombres.

En muchos casos, en primera instancia el medicamento se tomó para aliviar el dolor de dolores de cabeza y ahora se ha establecido que el uso de analgésicos por algunos días a la semana puede causar este problema. En muchos otros casos, los pacientes tienen un largo historial médico de dolores de cabeza por tensión o migraña.

Todos los analgésicos están implicados en la causa del problema pero se piensa que la mezcla de las preparaciones, como aquellos que combinan aspirina y paracetamol, plantea un gran riesgo. También se ha establecido que las dosis pequeñas (probablemente una menor a la permitida diariamente) si se toma todos los días es más probable que cause rebote analgésico. Además, los medicamentos para mitigar el dolor como, ergotamina y drogas del grupo de los triptán, a menudo recetadas para racimo de dolores de cabeza y migraña también están involucrados, así como la cafeína.

El DCCD a menudo llega al amanecer y el dolor va empeorando con el esfuerzo y ejercicio. La depresión y problemas del sueño son frecuentes y el DCCD puede afectar severamente la calidad de vida del paciente así como su habilidad de funcionar normalmente.

Un diagnóstico requiere tomar detalles del historial médico del paciente y estar sujeto a otros análisis. Antes de que el DCCD se ponga como primera instancia del rebote analgésico, otras causas potenciales y problemas médicos deben ser explorados y eliminados.

Tratamiento

El tratamiento adecuado depende de una causa correctamente identificada y de un acercamiento diferente si es que los analgésicos van a ser tomados para otras formas de dolor como artritis o problemas reumáticos. Algunos pacientes podrían tener problemas músculo esqueléticos o problemas psicológicos y emocionales que también se deben tomar en cuenta. Si se encuentra que el mal uso de analgésicos es la raíz del problema, el tratamiento consistiría en retirar gradualmente la medicación mezclada con asesoramiento y paciencia. La mayoría de los pacientes responden bien al tratamiento y a pesar de que podrían no liberarse totalmente de los dolores de cabeza, normalmente hay una reducción considerable en la frecuencia. Otros medicamentos prescritos, normalmente antidepresivos o medicación antiepiléptica, podrían ser útiles para algunos pacientes. Las preparaciones incluyen pednisolona, antidepresivos trycicle como nortriptilina y anitriptilina, antiepilépticos como sodio valproato, topiramato y garbapentina, betabloqueadores como propanolol. Todas estas son drogas muy potentes y se necesita una cuidadosa evaluación de cada persona antes de recetarlas. Pueden no ser recomendadas para todos los pacientes de DCCD y ciertas condiciones médicas preexistentes y desordenes podrían descartar su uso en algunos casos.

Capítulo 7

Llevando un diario de dolores de cabeza

Si los dolores de cabeza están ocurriendo de forma continua, de manera que estén interfiriendo con la posibilidad de una persona para llevar una vida normal, podría ser útil registrar los ataques llevando un diario de dolores de cabeza. Esta puede ser una ayuda útil tanto para los que lo padecen como para su doctor para poder descubrir si hay patrones discernibles o factores comunes en la aparición de los dolores de cabeza. El diario puede usarse tanto antes como después del diagnóstico como una ayuda para el tratamiento a largo plazo de la condición. Una serie de factores deben anotarse diariamente por un periodo de seis meses, junto con el récord de la aparición de cada dolor de cabeza, se deben incluir la duración del dolor, la intensidad, cualquier medicamento que se haya tomado y la duración del ataque. Entre los factores que se deben anotar están:

- Hora de despertar.
- Duración o patrón del sueño.
- Comidas y alimentos –tiempos de comida y alimentos consumidos, incluyendo bebidas y alcohol.
- Clima.
- Estado de ánimo y bienestar.
- En las mujeres, tiempo y duración de los periodos menstruales.

- Movimientos del intestino.
- Viajes.
- Medio ambiente –exposición al ruido, humo, contaminantes, luz del día.
- Estación del año.
- Eventos estresantes.
- Medicamentos ingeridos incluyendo aquellos que no son para los dolores de cabeza.
- Tiempo para dormirse y actividades antes de dormir.
- Cualquier otro dato que pueda ser relevante.

Mientras que no es seguro que algún patrón emerja de esto, llevar un diario de dolores de cabeza es, por sí mismo positivo, un paso para ayudarte a ti mismo. Esto ayuda a que la persona se sienta más en control y para crear una actitud mental positiva.

Capítulo 8

Dolores de cabeza en niños

Los niños sufren de dolores de cabeza del mismo tipo que los adultos y por las mismas razones. Se piensa que los bebés recién nacidos y bebés pequeños no sufren el dolor de la misma manera que los niños pero ahora se dan cuenta de que la dificultad reside en poder medir el dolor en este grupo. Aun así, es difícil acertar si un bebé está sufriendo de dolor de cabeza o si lo experimenta de la misma manera que un niño más grande o un adulto. Ahora existe un entendimiento de que es posible que un recién nacido pueda ser afectado por los efectos traumáticos del parto que generan problemas y dolor en el esqueleto, esto podría incluir dolor de cabeza.

Los niños pequeños tienen problemas para apuntar exactamente la fuente del dolor y por supuesto un niño que está enfermo y con fiebre también podría estar llorando y angustiado. Es muy común que se presente un dolor de cabeza en estas circunstancias. Es más común que los niños sean afectados por dolores de cabeza por tensión y migraña, es raro que tengan racimo de dolores de cabeza. También ellos son menos susceptibles que los adultos a sufrir dolores de cabeza por hipoglucemia (baja de azúcar en la sangre) o deshidratación (falta de líquidos), simplemente porque su cuerpo es más pequeño. Es esencial remarcar que los niños comen a sus horas y tienen una buena salud, alimentación y beben suficientes líquidos, preferentemente agua, especialmente en épocas de calor. Los niños son incapaces de regular la temperatura de su cuerpo eficazmente por eso la deshidratación es un riesgo mayor en los niños pequeños. Muchas de las bebidas gaseosas o azucaradas que disfrutan los niños son diuréticos en cierta medida, resultado del exceso de azúcar o contenido de cafeína. Mientras los niños son pequeños, es preferible evitar todas estas bebidas y a los niños más grandes hay que alentarlos a tomar agua diariamente, para evitar la deshidratación.

Los niños sufren más comúnmente de dolores de cabeza por tensión, causados por factores como la falta de sueño, estrés, demasiadas emociones, comida, colorantes artificiales en comidas o bebidas y sustancias del medio ambiente como la contaminación o el humo del cigarro. En casos extraños, los dolores de cabeza pueden ocurrir diariamente y entonces volverse crónicos lo cual obviamente requiere de un tratamiento especial. En la mayoría de los casos, los medicamentos de mostrador formulados para niños son efectivos para aliviar el dolor. Si es que hay otros factores implicados, algunos ajustes en la rutina del niño podrían disminuir la aparición del dolor.

Una parte de los niños que sufren dolores de cabeza son diagnosticados con migraña. A menudo hay una base genética para esta condición junto con otros miembros de la familia que son afectados por lo mismo. Algunos niños sufren de una forma extraña llamada *migraña abdominal* en donde el dolor se siente en el abdomen en lugar de la cabeza. En este caso podrían presentarse náusea, vómito y aura aunque normalmente el dolor de cabeza es leve o nulo. Es común que los niños con este tipo de condición desarrollen un patrón de migraña en la adolescencia.

Las prescripciones médicas pueden ser necesarias para el tratamiento y la prevención, generalmente éstas son las mismas que se usan en los adultos.

Capítulo 9

Resumen de las causas de dolores de cabeza por el medio ambiente y estilos de vida

Muchos de los factores incluidos en esta sección ya se han descrito en los capítulos anteriores pero es útil hacer un resumen ya que recaen, hasta cierto punto, en el control de la persona, de aquí que se puedan evitar o por lo menos mitigar sus efectos.

Alcohol

Si el alcohol se consume en exceso produce el síntoma conocido como "resaca", la cual es una causa de malestar y dolores de cabeza muy común y totalmente evitable. El alcohol está implicado como causa de muchas otras enfermedades y desórdenes además del dolor de cabeza. El mejor consejo es llevar una vida sana y limitar su consumo a no más de 21 unidades por semana para los hombres y 14 para las mujeres. El límite diario debe de ser de 2 a 3 unidades para los hombres y 1 o 2 para las mujeres (equivalente a una copa pequeña de vino). Es mejor tomar alcohol con alimentos y asimismo igualar el volumen de vasos de alcohol con vasos de agua. Las borracheras se deben evitar. Para la mayoría de la gente, el beber de esta forma no debería causarle dolores de cabeza. En gran parte de la población de la raza china su metabolismo es incapaz de digerir el alcohol debido a una falta psicológica de una enzima y reaccionan de manera desagradable, incluso en pequeñas cantidades. De la misma forma, si el alcohol es conocido por ser un detonante de dolores de cabeza, entonces sería bueno evitarlo totalmente.

Comida y bebida

Algunas otras bebidas y alimentos son bien conocidos como causantes de dolores de cabeza particularmente en las personas que son sensibles a esta sustancia.

Casi cualquier sustancia podría estar implicada pero algunas bien reconocidas son: el chocolate, queso, cafeína (café, té, algunas bebidas carbonatadas, chocolate oscuro), comida con colorantes, sacarina y conservadores.

Hipoglucemia y deshidratación

Los niveles bajos de azúcar en la sangre y una leve deshidratación son causas comunes de dolores de cabeza que mucha gente puede experimentar en algún momento de su vida. Es importante que las comidas sean regulares y que contengan una serie de carbohidratos (mucha fibra y alimentos con almidón) ya que estos promueven una baja liberación de glucosa en el torrente sanguíneo y una gran cantidad de energía. La comida dulce muy refinada es probable que produzca una elevación del azúcar en la sangre favoreciendo el desarrollo de la obesidad y la diabetes.

Nuestro agitado estilo de vida favorece la aparición de una leve deshidratación en la gente ya que a veces olvidan tomar agua, ya sea por falta de tiempo o por no escuchar los avisos del cuerpo sediento. A menudo, para el final de un día de trabajo, el resultado es un leve pero continuo dolor de cabeza. Es una buena práctica mantener una botella o vaso de agua a la mano y darle pequeños tragos para así evitar este problema, es muy importante hacerlo cuando hace mucho calor o si el clima está seco.

Estrés y ansiedad

El estrés y la ansiedad son difíciles de evitar, éstos están reconocidos como causas frecuentes de dolores de cabeza. La gente a veces no se da cuenta que está padeciendo niveles indebidos de estrés y en consecuencia no hace nada para remediarlo. Existen varias formas sencillas para disminuir sus efectos, ir a caminar y relajarte para que puedas descansar durante el sueño (ver terapias complementarias apropiadas en la segunda parte del libro). Si continúan los niveles altos de estrés, además de estar causando daños a la salud también pueden causar otros tipos de enfermedades severas como enfermedades del corazón y desórdenes mentales.

En algunas instancias no es el estrés el causante de la migraña, sino la relajación después del periodo de estrés, de aquí el nombre *migraña de bajada* o *dolor de cabeza de bajada* el cual se aplica normalmente a este tipo de migraña.

Desórdenes del sueño

Los desórdenes del sueño, sobre todo el insomnio y la interrupción de un sueño continuo, frecuentemente se acompañan de estrés, ansiedad, depresión y enfermedades mentales, también puede ser característica de otras condiciones como la menopausia. El no dormir bien es una causa bien conocida de los dolores de cabeza y normalmente una de las más comunes. Si el trastorno continúa por más tiempo y los dolores de cabeza se hacen más frecuentes, entonces habrá que buscar ayuda médica. Las pastillas para dormir se pueden tomar durante un periodo corto y pueden ayudar a superar el problema.

Ejercicio

El ejercicio puede ser una causa y, en este contexto, no sólo el esfuerzo físico sino también el esfuerzo relacionado con la vida diaria. Toser, estornudar, la fuerza para abrir los intestinos, actividad sexual y cargar cosas pesadas pueden ser todas causas de dolores de cabeza. Si el malestar es persistente u ocurre de repente sin previo aviso, entonces se debe consultar al médico. El estreñimiento se puede mejorar con el cambio de dieta o tomando laxantes por un tiempo corto. Para cargar cosas pesadas siempre se debe de tener cuidado, no sólo para evitar dolores de cabeza sino también problemas en la espalda.

Contaminación ambiental

La contaminación ambiental es una causa de dolores de cabeza ya sea por el ruido, luces o humo. En este mundo moderno la contaminación industrial es un problema que sigue creciendo y uno de los más difíciles de evitar; sin embargo, para las personas susceptibles, permanecer en casa podría ser la mejor manera de evitarlo y tratar de disminuir este detonante de dolores de cabeza.

Intoxicación por monóxido de carbono

La intoxicación por monóxido de carbono es una causa poco común de dolores de cabeza, pero desafortunadamente varios casos se han presentado en el Reino Unido y algunos han sido fatales. El peligro reside en el hecho de que el monóxido de carbono es un gas incoloro e inodoro que es altamente tóxico cuando se inhala. Éste se puede encontrar en las emisiones excesivas de los autos y en el gas LP, muchos de los casos de intoxicación son debidos a la falta de cuidado en los aparatos domésticos como calentadores. El monóxido de carbono (CO^2) entra al torrente sanguíneo por los pulmones y se atrae con las moléculas de oxígeno en movimiento, la hemoglobina. Ésta se une a la hemoglobina fácilmente y forma carboxihemoglobina roja brillante, si el proceso continúa no habrá hemoglobina limpia para recolectar el oxígeno y llevarlo a todos los órganos y tejidos del cuerpo. Los síntomas de la intoxicación incluyen dolores de cabeza, enrojecimiento severo (debido a la carboxihemoglobina en la sangre), náusea, mareo, incremento en el ritmo cardiaco y respiratorio, eventualmente un coma, paro respiratorio y la muerte. Es probable que los primeros síntomas se confundan con los de un resfriado y es especialmente peligroso cuando la intoxicación ocurre durante la noche cuando la gente duerme ya que simplemente puede morirse. Es indispensable que los aparatos domésticos que utilizan gas sean revisados anualmente y tengan una buena ventilación. En el momento en que se sospeche que alguien se intoxicó por monóxido de carbono hay que sacarlo al aire fresco, incluso antes de llamar al médico.

Mal de altura

El mal de altura (también conocido como mal de montaña) es normalmente una causa recreativa de dolores de cabeza. Éste afecta a la gente (especialmente alpinistas) que se expone a alturas a las cuales su cuerpo no está acostumbrado, normalmente sucede después de los 3,000 mts. de altura y es porque no le dieron tiempo al cuerpo de acostumbrarse al poco oxígeno y presión atmosférica que existen allí. La consecuencia fisiológica en esta circunstancia es respiración agitada (hiperventilación) en un intento por obtener más oxígeno. Los síntomas son: severo dolor de cabeza, náusea, cansancio excesivo, respiración agitada y ansiedad. Mucha gente padece estos desagradables síntomas durante 48 horas hasta que su cuerpo se ajusta nuevamente.

Existe un riego más grave de esta condición que es el edema pulmonar en el cual los líquidos se alojan en los pulmones. En esta instancia, la gente debe ser inmediatamente llevada a una altitud menor y trasladada al hospital.

Los alpinistas experimentados normalmente se van aclimatando descansando uno o dos días en cada nivel antes de pasar al siguiente, aun así hay veces que esto no es suficiente. A menudo es difícil saber si un individuo será afectado o no. Una persona que sufrió este mal en una ocasión es probable que no lo sufra en la siguiente. Es común que los síntomas sean leves, pero si son severos e incapacitantes no hay otra alternativa que descender de nivel.

En casi todas las expediciones de alpinistas hay una persona o dos que están capacitadas para identificar estos síntomas y saber cuándo es necesario actuar. Una persona que piensa hacer alpinismo en solitario, el mejor consejo es que se tome su tiempo para aclimatarse, beba mucha agua, coma glucosa y evite el alcohol. Si se siente afectado por la altura, tome medicamentos para el dolor, mucha agua, trate de comer un poco y descanse hasta que ceda el malestar.

Síndrome de descompresión

El síndrome de descompresión o *enfermedad de aire comprimido* (normalmente llamada *enfermedad del buzo*) es una causa potencial de dolores de cabeza y otros síntomas más serios para aquellos que bucean, o hacen acrobacias aéreas (militares). Los síntomas son: dolor en las coyunturas, severo dolor de cabeza, mareo (enfermedad de la descompresión), dolor en el pecho, dificultad para respirar, inconciencia y, si no se atiende, parálisis y la muerte. El tratamiento comprende entrar a una cámara de descompensación y ayuda médica inmediata hasta que el cuerpo de la persona se estabilice a la presión de la superficie. La causa del mal es la formación de burbujas de nitrógeno en la sangre que se van acumulando en distintas partes del cuerpo. Las burbujas de nitrógeno impiden la circulación de la sangre y así el suministro de nutrientes y oxígeno a los distintos órganos. El tratamiento de la cámara de descompensación fuerza la disolución de las burbujas de nitrógeno en la sangre.

Para evitar la enfermedad hay que tener un descenso lento a la superficie y pasar algún tiempo en cada nivel desde la gran presión de la profundidad hasta la presión cercana a la superficie.

Cualquiera que bucee ya sea recreativo o de trabajo debe asistir a un estricto entrenamiento ya que los peligros son muy claros, siempre se debe de hacer con un compañero. El buceo comercial siempre debe contar con las previsiones para cualquier emergencia, un personal calificado médicamente y con una cámara de descompensación disponible.

Capítulo 10

Efectos de los dolores de cabeza y migrañas en la vida diaria

La experiencia del dolor

Cualquier forma de dolor que sea algo más que leve, tiene un efecto durante su presencia y tiempo de duración en la calidad de vida de una persona. Si el dolor es de corta duración y ocurre aisladamente, entonces es menos probable que los efectos sean significativos, esto aun cuando el dolor es severo. Las respuestas de la gente varían mucho en cuanto a su percepción del dolor y sin duda en su forma de enfrentarlo donde hay algunos mejores que otros. Esto podría ser debido a que algunas personas aguantan más el dolor –tienen lo que se llama un "gran umbral del dolor".

La experiencia del dolor continúa sin ser completamente entendida, lo cual lanza una serie de retos para los investigadores y médicos. Los "dolores clínicos" recientemente se han vuelto un tema de atención médica ya que a menudo se enfocaban a ayudar a gente con problemas graves. Cuando alguien sufre de dolor podría ser complicado acceder a los servicios especializados de las clínicas del dolor; el hecho de que el dolor haya tomado relevancia y ahora sea mucho más reconocido es sin duda una buena noticia, no hace mucho tiempo si alguien sufría un dolor que no estuviera relacionado con una enfermedad en tratamiento, simplemente se esperaba que se aguantara y lidiara con él. Afortunadamente, ahora el punto de vista generalizado es que el dolor además de ser ese que está conectado con los avisos de cuerpo, no tiene porque existir ya que puede ser muy debilitante para los que lo padecen y también para la sociedad en general. Funciona de esta manera ya que existen "costos" invisibles asignados para el dolor –no sólo para el costo del tratamiento médico sino también para los efectos en las relaciones y actividades económicas.

El dolor de cabeza

Entonces, ¿cómo encajan el dolor de cabeza y la migraña en los dolores? Como se ha visto, el dolor de cabeza varía no sólo en la severidad sino en el tipo de dolor y también con cada ataque, en conjunto con esto, cada individuo lo puede experimentar de una forma diferente a otro. Es una verdad innegable el hecho de que, en su peor expresión, el dolor de cabeza es algo muy serio y llega a tener una gran afección en la vida de las personas que lo sufren y tiene que tomarse con seriedad. A menudo, un paciente no puede hacer más que recostarse en un cuarto oscuro y descansar hasta que el dolor pase. Él o ella no pueden comer, dormir o beber algo durante varias horas, tampoco podrían intentar manejar u operar una máquina. De aquí que antes que nada la persona tenga que enfrentar el problema de encontrar un lugar agradable para recuperarse. La persona tiene que limitar cuestiones de trabajo, compromisos o eventos porque no puede hacer nada más que lidiar con el dolor. Eventos muy significativos en la vida se pueden ver afectados muy seriamente, incluyendo exámenes programados, evaluaciones de logros, entrevistas de trabajo, proyectos laborales, viajes, celebraciones familiares como bodas, convivencias y hasta procedimientos médicos o dentales –incluso acompañar a algún ser querido que está muriendo. Los dolores de cabeza no llegan en momentos convenientes y se debe a su relación con el estrés, en un momento tranquilo sería más difícil que aparecieran.

Aun cuando los dolores de cabeza no se padecen regularmente, estos efectos no deberían subestimarse porque a menudo, como se ha visto, los ataques se repiten una y otra vez y el problema se vuelve de larga duración. Si este fuera el caso, entonces todos los efectos desfavorables de la vida cotidiana se incrementan en demasía. Aun cuando no se sufre de dolores de cabeza por el momento, la persona podría vivir amenazada por el siguiente ataque y entonces su disfrute por la vida se vería constantemente afectado.

En los peores casos, las actividades, eventos y oportunidades se podrían rechazar o posponer por el miedo a sufrir un ataque. Esto representa el extremo, pero no es imposible. Entre las personas que sufren dolores de cabeza y migrañas existe un gran riesgo de desórdenes psicológicos, incluyendo la depresión y tendencias suicidas. Se podrían incrementar los efectos negativos si hay una falta de empatía y entendimiento por parte de la familia, amigos y compañeros de trabajo. El trabajo, las relaciones y una socialización normal se pueden ver terriblemente afectados; en casos extremos, el paciente puede terminar sin trabajo y aislado. A la inversa, el apoyo y estímulo de las personas cercanas es muy importante y realmente puede ayudarlos a enfrentar la situación.

Conseguir ayuda

En todas las circunstancias antes mencionadas hay dos factores críticos: la habilidad para comunicar y buscar ayuda de los otros y la habilidad para ayudarse uno mismo. Si el paciente no se siente bien y está actuando como si estuviera deprimido entonces es poco probable que se pueda ayudar él mismo. Afortunadamente, la ayuda de los otros siempre está disponible y un buen lugar para empezar es el médico de cabecera quien, además de ofrecer ayuda médica, refiere al paciente con una persona que le de ayuda psicológica. Hablar con los amigos, familia, compañeros de trabajo y especialmente con el jefe inmediato es muy importante ya que una falta de empatía podría ser causada por una falta de conocimiento. Otra opción de ayuda podrían ser las organizaciones profesionales: éstas se pueden contactar por Internet y los detalles de algunas están enlistadas al final de este libro.

Al hablar con la gente se puede encontrar el camino a la autoayuda. En este contexto, la autoayuda significa explorar los caminos, ya sean pequeños e insignificantes, que ayuden al paciente a enfrentar de mejor forma el dolor o el impacto de éste en su vida y a lograr cierto control sobre los dolores de cabeza.

Breve inventario del dolor (BID)

A estas alturas, una pregunta importante sería saber si existe un instrumento que mida ¿cuánto puede afectar la vida de un paciente un dolor de cabeza o migraña? Existe un cuestionario certero y útil llamado breve inventario del dolor (BID), el cual lo mide y se puede hacer por Internet pagando una módica cantidad:

ww.headachetest.co.uk

Se trata de una serie de preguntas que han sido diseñadas para medir los efectos del dolor de cabeza en la vida diaria. Algunas personas lo encontrarán útil sobre todo si tienen problemas para saber qué tanto les está afectando.

Capítulo 11

Dolores de cabeza secundarios: posibles causas

Los dolores de cabeza secundarios son muy poco comunes, cuentan con tan sólo el 10% de todos los ataques en cualquier circunstancia. De esta misma forma mucha de la gente que experimenta dolores de cabeza secundarios en un momento u otro, generalmente está relacionado con una infección viral. Sólo una parte muy pequeña de los dolores de cabeza secundarios están relacionados con alguna condición que amenaza la vida del paciente, aun así mucha gente siente un temor desproporcionado al pensar que el dolor de cabeza puede ser causado por un tumor cerebral o algo así.

En muchos casos, el dolor de cabeza secundario es el síntoma principal de alguna otra enfermedad, aunque también es muy usual que esté acompañado por otra serie de síntomas. Las enfermedades y condiciones que provocan los dolores de cabeza secundarios son detalladas más adelante, la lista comienza con las más comunes.

Resfriado común

Es muy frecuente que una infección viral leve en el sistema respiratorio sea a menudo la causa de dolores de cabeza. Esto incluye otros síntomas como inflamación de las membranas mucosas, fluido por la nariz, ojos llorosos, garganta seca, tos, fiebre, dolores en la cara y probablemente en las coyunturas.

Los dolores de cabeza surgen como la consecuencia de la fiebre y la deshidratación que normalmente acompañan a la enfermedad y se puede aliviar tomando cualquier medicina de mostrador para mitigar el dolor, bebiendo muchos líquidos, descansando y manteniendo una temperatura templada hasta que los síntomas pasen.

Influenza

La influenza es una tremenda infección viral que afecta la parte alta del sistema respiratorio, causa dolores de cabeza, fiebre, cierta desorientación, somnolencia, tos, estornudos, dolor de garganta, dolores en las extremidades y coyunturas y falta de apetito. Los síntomas pueden ser muy severos y en raras ocasiones la infección ha demostrado ser fatal sobre todo en niños y en gente vulnerable. La influenza es muy preocupante cuando se presenta como epidemia en una raza donde la gente no tiene inmunidad. Los dolores de cabeza están relacionados con la fiebre y la deshidratación de la infección. Una persona afectada deberá descansar, tomar los medicamentos para el dolor y beber muchos líquidos. Podría ser necesario continuar con los analgésicos varios días, mantenerse en una temperatura templada y comer alimentos ligeros. Los síntomas de la gripa podrían desaparecer en dos semanas aunque gradualmente irán disminuyendo. Es muy común que la falta de apetito y el cansancio permanezcan por algún tiempo a pesar de que los otros síntomas hayan desaparecido. La vacuna está disponible para proteger a los más pequeños y a la gente vulnerable, ésta ofrece protección en ciertos tipos de virus y disminuye la severidad de la infección.

Envenenamiento por comida

El envenenamiento por comida es causado por ingerir alimentos contaminados con una o más enfermedades causadas por una bacteria. El envenenamiento por comida es comúnmente causado por:

- Contaminantes mezclados, organismos presentes en alimentos crudos como la carne o pollo que se transfieren a los alimentos cocidos.
- Comer comida cruda en la cual la bacteria está presente y no se ha matado con la cocción.
- Comer comida recalentada en la cual los organismos se han multiplicado y no se han exterminado porque no se alcanzó la temperatura suficiente o tiempo necesario.
- Comer comida que ha permanecido en un cuarto a temperatura ambiente por mucho tiempo y se contaminó.

Los síntomas son: vómito, diarrea, dolor abdominal, dolor de cabeza y fiebre. La aparición del dolor de cabeza se debe a la fiebre y la deshidratación por el vómito y diarrea.

Los nombres más comunes del envenenamiento por comida llamados así por el tipo de organismo son: *Bacteria campillo, Salmonella, Aurea estafilococos*. Algunos menos comunes son: *Escherichiacoli 0157, Listaria y Clostridium (clostridium botulinum-botulism)*. Todos los tipos de envenenamiento por comida pueden ser peligrosos y en algunos casos fatales como en los niños, adultos mayores y aquellos que tienen una mala salud o no tiene defensas. *E. coli 0157 y botulismo* son especialmente severos y existe el riesgo de muerte o daño de órganos en aquellos que sobrevivieron la enfermedad.

La higiene en los alimentos es esencial para evitar riesgos, existen una serie de pasos a seguir:

- Lavarse las manos fuertemente antes y después de manejar la comida.
- Separar la comida cruda de la cocida –la comida cruda se debe envolver y poner en un plato o contenedor al fondo del refrigerador para asegurar así que no esté en contacto con otros alimentos.
- Tener un especial cuidado con el manejo del pollo crudo.

- Usar diferentes recipientes para cocinar pescado, carne y vegetales y lavar los utensilios a fondo después de usarlos.
- Llevar la comida cocida en cuanto se enfríe al refrigerador. No hay que dejarla afuera a temperatura ambiente por más de cuatro horas. La carne y pescado que descongelan se deben regresar al refrigerador en cuanto se deshielen, a menos que se vayan a cocinar inmediatamente.
- Tener especial cuidado en épocas de calor.
- No comer comida que contenga huevo crudo.
- No comer productos lácteos que no estén pasteurizados, quesos suaves como el Brie. Las mujeres deben evitar ciertos productos lácteos durante el embarazo.
- Cocer la comida suficiente tiempo y asegurarse de recalentarla correctamente.
- Leer las recomendaciones en los empaques.
- Observar las fechas de caducidad.
- Tirar la comida que despierte la mínima sospecha, sin probarla.
- No dejar que se acerquen las mascotas al área de preparación de comida.
- Estar muy atento a la higiene de las manos todo el tiempo.
- Limpiar las superficies de la cocina regularmente.
- Cambiar los trapos, delantales y toallas frecuentemente, de preferencia diario.

Rotavirus, microbio de vómitos de invierno

El rotavirus o microbio de vómitos de invierno tiene una duración de vida muy corta aunque es una infección súper contagiosa en el sistema gastrointestinal. Los principales síntomas son: fuerte vómito, náusea y diarrea aunque mucha gente experimenta dolores de cabeza, fiebre, dolores en general, escalofríos y un cansancio generalizado y malestar. La infección se contagia por contacto personal o por agarrar objetos contaminados con el virus, entonces pasa inadvertido y se lleva a la boca. La enfermedad se contagia fácilmente entre familiares o personas que estén juntas como en hospitales, escuelas y lugares de trabajo. La persona que está enferma debe quedarse en casa y descansar para evitar contagiar a otros, tomar muchos líquidos, aunque sea traguitos de agua y medicamentos para el dolor si es necesario. Los síntomas duran aproximadamente de 24 a 48 horas y normalmente la enfermedad no es peligrosa. Sin embargo, los más pequeños, adultos mayores o gente con pocas defensas pueden sufrir de deshidratación. Suero y electrolitos administrados de forma intravenosa serán necesarios sólo en casos extremos. En caso de una epidemia hay que extremar las medidas de higiene para así poder evitar la propagación de la enfermedad. Se deben adoptar estrictas medidas de higiene como evitar compartir toallas de manos y lavar muy bien todos los utensilios tales como tazas, etc.

Problemas dentales

Normalmente los problemas dentales causan dolor en el diente afectado o en todos los dientes o en la mandíbula. Sin embargo, ocasionalmente se experimentan en otros lugares como dolores de cabeza y en este caso se le llama "dolor referido". En este caso es muy probable que el tratamiento dental resuelva el dolor de cabeza.

Disfunción de la articulación temporomandibular

La quijada inferior está fijada al cráneo por los dos lados, lo que se conoce como la unión temporomandibular (UTM). Si existen problemas en el funcionamiento de la UTM es probable que cause dolores de cabeza y/o sea un detonante de migrañas. La causa puede estar relacionada con algún tratamiento dental reciente como una corona que quedó alta y está alterando la mordida o rechinar los dientes (bruxismo) durante la noche. Este tipo de problemas se deben referir con el dentista y normalmente son muy simples de resolver. El rechinar los dientes puede estar relacionado con el estrés del día y se debe buscar ayuda médica si persiste el problema.

Arteritis temporal, arteritis células gigantes

La arteritis temporal o arteritis de células gigantes es un padecimiento poco entendido y normalmente causa dolores de cabeza en las personas mayores de 50 años. Es más probable que lo padezcan las mujeres y normalmente surge en la gente que tiene más de 60 años. Las arterias de las sienes se inflaman, son sensibles al tacto y palpitan, esta actividad se puede ver de forma externa. Este dolor palpitante se centra en un ojo pero hay ocasiones en que el dolor se puede sentir en alguna otra parte de la cabeza, a veces el cuero cabelludo está sensible al tacto. El masticar puede exacerbar el problema, de aquí la pérdida de peso ya que comer se vuelve muy doloroso. Si no se sigue un tratamiento es posible quedar ciego, de aquí que una persona adulta con estos síntomas deba buscar ayuda médica. El tratamiento normalmente es exitoso, se deben tomar esteroides y drogas por un periodo largo hasta que la inflamación disminuya. Los esteroides son drogas muy fuertes por lo tanto el paciente deberá tener vigilancia médica para evitar efectos secundarios.

Enfermedades y desórdenes del cuello

El desgaste y tirones en las articulaciones de la espina dorsal alta y del cuello producen inflamación y dolor y a veces es causa de dolores de cabeza. Al mover la cabeza se incrementa el dolor y el dolor de cabeza. Se debe consultar al médico y el tratamiento incluye desinflamatorios y analgésicos, posiblemente fisioterapia y usar un collarín para el soporte.

Varicela

La varicela es una enfermedad viral infecciosa que normalmente afecta sólo a los niños, en ellos es un padecimiento leve y de corta duración. Ésta causa fiebre, malestar y posiblemente dolores de cabeza antes de la aparición de su característico rasgo, una roncha llena de fluido. En los adultos la enfermedad es más severa, produce una especie de catarro con fiebre, dolores de cabeza y malestar. En los niños el tratamiento consiste en aliviar la comezón causada por las ronchas hasta que desaparezcan. Los adultos podrían necesitar tratamiento médico dependiendo de la gravedad de los síntomas. El virus herpes zoster que es el responsable de la infección permanece dormido de por vida en el cuerpo, pero un día se puede activar y producir un ataque de herpes.

Herpes

El herpes afecta el sistema nervioso central (específicamente la raíz dorsal externa) y continúa con el mismo curso de un nervio causando un dolor muy severo y ampollas en el área afectada. Los primeros síntomas son dolor de cabeza, frío, fiebre, malestar y un dolor que es muy severo y debilitante. El herpes normalmente ataca a aquellas personas con defensas bajas o que acaban de pasar por mucho estrés o un trauma. El tratamiento médico consiste en esteroides, analgésicos, cortisona y probablemente tranquilizantes. Los pacientes que son inmunes podrían requerir un tratamiento con un antiviral como aciclovir.

Neuralgia postherpética

Después de un ataque de herpes, neuralgia postherpética, podrían emergen varios nervios craneales afectados. Esto normalmente se vuelve un constante dolor de cabeza encabezado por agudos episodios intermitentes de pulsaciones o pinchazos. La comezón podría traer dolor. Se utilizan varios medicamentos para tratar de aliviar este dolor que puede ser muy persistente y durar muchos años. Sin embargo, la mayoría de los pacientes gradualmente van mejorando con el tiempo o por lo menos los síntomas ya no son tan graves.

Neuralgia trigémina, tic doloroso

La neuralgia trigémina o tic doloroso afecta el nervio trigémino y se piensa que es causado por cambios en los vasos sanguíneos más delgados que están conectados con las raíces de los nervios. Esta condición causa dolor de un lado de la cara y cabeza y puede ser muy severo, se siente como que quema, punza o corta, algunas veces lo describen como algo parecido a un electroshock. El dolor dura entre 2 y 120 segundos y las mujeres son tres veces más susceptibles a padecerlo que los hombres. El dolor se puede detonar por acciones simples como comer, lavarse los dientes, limpiarse la cara o cambios de temperatura. Del lado afectado la piel se inflama y el ojo puede estar lloroso e inflamado. Esta condición es muy debilitante y otros síntomas como tic facial, entumecimiento o parálisis parcial pueden ocurrir como también un desgaste muscular.

El dolor puede ser más severo si interfiere con el comer o dormir y la pérdida de peso y falta de apetito representan un riesgo.

Rubeola

La rubeola es una enfermedad viral muy infecciosa que normalmente ataca a los niños, en los que normalmente se presenta como un padecimiento leve. Los primeros síntomas son dolor de cabeza, escalofríos, dolor de garganta y un poco de fiebre con la eventual aparición de ronchas, que son pequeños puntos rosados. Se puede hinchar el cuello por corto tiempo. Las ronchas normalmente desaparecen después de la primera semana pero el niño continúa infectado por 3 o 4 días más. El tratamiento consiste en descanso, ingerir grandes cantidades de líquidos, comidas ligeras y analgésicos de mostrador para niños. En el Reino Unido los niños son inmunizados con la vacuna contra la rubeola la cual ofrece cierta protección. La rubeola podría causar anormalidades fetales en los primeros meses de embarazo, por esta razón en el Reino Unido las niñas son vacunadas nuevamente contra el virus alrededor de los 12 o 13 años. Asimismo es importante que las mujeres embarazadas no tengan ningún contacto con alguna persona infectada.

Sarampión

El sarampión es una enfermedad infecciosa viral muy contagiosa que normalmente ataca a los niños y tiende a ocurrir en epidemias cada 2 o 3 años. El tratamiento preventivo que se usa en el Reino Unido es la vacuna contra el sarampión (MMR) y se les aplica a todos los niños para protegerlos de las serias o fatales consecuencias. Sin embargo, debido a la relación entre el autismo infantil y esta vacuna algunos padres deciden no vacunarlos; el índice de sarampión se ha incrementado en los últimos años. Los primeros síntomas son dolor de cabeza, fiebres muy altas, tos, estornudos y ojos llorosos. En la boca suelen salir unos pequeños puntos rojos con el centro blanco (manchas de Koplik), después saldrá un salpullido de manchas rojas por grupos en todo el cuerpo. Si se sospecha que el niño podría tener sarampión se debe consultar al doctor para que confirme el diagnóstico. Hay que buscar ayuda médica en caso de temperaturas altas, dolores de cabeza severos, dolor de oído y dificultades para respirar. Puede haber complicaciones como neumonía e infección del oído medio (podría terminar en sordera). En algunos de los casos se puede desarrollar inflamación del cerebro (encefalitis) o meningitis y podrían morir. La vacuna protege a los niños de los síntomas tan graves y de las complicaciones del sarampión, siendo así recomendable vacunarlos a una edad temprana. Científicamente no se ha comprobado la existencia de una relación entre la vacuna del sarampión (MMR) y el autismo. Los adultos que no están vacunados y que no sufrieron sarampión en la infancia están en riesgo de padecerlo y los síntomas pueden ser severos.

Fiebre escarlata, escarlatina

La fiebre escarlata o escarlatina es una infección de bacteria con la que la piel se pone llena de ronchas rojas brillantes. Esta enfermedad afecta sobre todo a niños y viene de una infección de estreptococo en la garganta. Los organismos comunes son toxinas eritrogénicas producidas por estreptococos haemolitycus del grupo A. A pesar de que la fiebre escarlata o escarlatina solía ser una enfermedad temida en los niños porque podía causar la muerte, hoy en día es considerada como leve y relativamente rara, esto gracias al uso de los antibióticos en la etapa inicial de la infección. Es raro que los niños menores de 2 años contraigan la infección, es más probable que les dé entre los 2 y 10 años.

Los síntomas aparecen después de 3 semanas de incubación e incluyen fiebres altas, dolores de cabeza, frío, agitación del pulso, gran dolor de garganta, vómito, hinchazón, glándulas sensibles en el cuello y garganta. En 24 horas aparece el salpullido rojo brillante y se siente como arena sobre papel al tacto. Las ronchas desaparecen después de una semana y se pela la piel. Cuando la enfermedad está en su punto más crítico, normalmente la cara y la lengua están de un color rojo brillante como una fresa, aunque existe un aro blancuzco alrededor de la boca. También surgen unas líneas rojas oscuras en los pliegues de la piel. El tratamiento consiste en descanso, analgésicos para la fiebre y dolor y antibióticos, ya sea penicilina o eritromicina. Hay que forzar a los niños a que tomen grandes cantidades de líquidos aunque puede ser problemático si es que la garganta continúa inflamada. Normalmente los niños se recuperan en poco tiempo. Las complicaciones son excepcionales pero pueden ser abscesos en la garganta, infección de oído, sinusitis, neumonía, bronconeumonía, septicemia, fiebre reumática, meningitis, osteomielitis (infección e inflamación de los huesos y de la médula) y problemas graves del riñón. En casos extraños la infección podría regresar pero si sucede es causada por una bacteria distinta (toxin) ya que con una vez que ataque inmuniza.

Diabetes

La diabetes tiene dos grandes formas: Tipo 1, que surge en la niñez y Tipo 2, que es una condición que atacaba normalmente a gente adulta pero ahora también ataca a la gente joven. La diabetes del tipo 2 está mucho más relacionada con la alimentación y la obesidad. Los dos tipos están relacionados con un desequilibrio en la metabolización de los carbohidratos (azúcares). Existe una ausencia o desequilibrio en la liberación de la hormona insulina del páncreas (sustancia responsable de regular los niveles de azúcar en la sangre). Los dolores de cabeza se relacionan con la diabetes por dos razones: La posible existencia de hipertensión y/o hipoglucemia (bajos niveles de azúcar en la sangre). Los dolores de cabeza normalmente ocurren cuando no se atiende la diabetes o antes de detectarla, se sabe que mucha gente padece el Tipo 2 sin darse cuenta. La diabetes es un padecimiento serio que acarrea el riesgo de complicaciones importantes, tales como enfermedades del corazón, desórdenes en los riñones y ojos, heridas y úlceras en las extremidades inferiores que pueden terminar en amputaciones. El tipo 2 está causando gran preocupación entre los jóvenes y adolescentes ya que está relacionada con el aumento de la obesidad actual. Es indispensable para cualquier persona diagnosticada con diabetes que haga un esfuerzo por controlar su peso, comer sano, una dieta rica en fibra y apegarse al régimen de medicamentos y estilo de vida que le recomendaron que siguiera. Algunas ocasiones, las personas que sufren de migraña y más tarde son diagnosticadas con diabetes notan una leve mejoría en los dolores de cabeza y su incidencia, esto es debido a que los niveles de azúcar están bien controlados y esto es vigilado en el tratamiento de la diabetes.

Glaucoma agudo de ángulo estrecho, glaucoma primario de ángulo cerrado

El glaucoma agudo de ángulo estrecho, o glaucoma de ángulo primario cerrado afecta a la gente de edad madura o adultos y los síntomas surgen de repente o son de naturaleza intermitente y episódica. Es un dolor severo y palpitante alrededor del ojo y sien de ese lado, se nubla la visión, se ve un halo de colores. También hay náusea, vómito y podría haber enrojecimiento e inflamación del ojo. La pupila se dilata y se queda fija y el globo ocular se pone duro y sensible, el ángulo entre el iris y la córnea se cierra. Todos los síntomas son causados por la falta de fluidos (humor acuoso) que drenan normalmente el ojo y por lo tanto se causa un agudo incremento de presión (hipertensión ocular). Si no se atiende habrá un daño en la retina y nervio óptico que conduce a la ceguera. Si no existe dolor o síntomas graves el paciente se diagnostica porque ve un halo de colores alrededor. Esta condición necesita tratamiento médico, iniciando con la administración de gotas para reducir la presión intraocular y después una cirugía para restaurar y prevenir el drenaje de fluidos. No se sabe exactamente cuáles son las causas de este padecimiento pero se infiere que puede haber factores genéticos, fumar y la vejez son los principales riegos. El glaucoma se puede detectar en las revisiones de rutina que se deben hacer cada 3 años o menos si la persona considera que está en riesgo.

Hipertensión, presión arterial alta

La hipertensión o presión arterial alta es un incremento por encima del rango normal de presión que se extiende por las arterias a través del sistema circulatorio. Esto puede ser un padecimiento en sí o un síntoma de alguna otra enfermedad. Al principio casi todas las formas de hipertensión se presentan con síntomas muy leves o nada. Todas las formas son más recurrentes en la población de Occidente.

La hipertensión esencial ataca generalmente a hombres de edad adulta, especialmente entre los 40, 50 y 60 años. En las etapas posteriores o cuando surgen los síntomas, podría haber dolor de cabeza al amanecer y se va desvaneciendo con el paso del día hasta regresar por la tarde. El dolor de cabeza se siente en la parte trasera de la misma y puede acompañarse de zumbido en los oídos (golpecitos) y mareo. El tratamiento consiste en un cambio de estilo de vida, cambios en la dieta (poca sal y alimentos de dieta), bajar de peso si es necesario, aumentar el ejercicio y tratar de reducir el estrés si es posible. No se debe fumar. Existen gran cantidad de medicamentos antihipertensión y uno o más de ellos deben ser prescritos. Contienen beta-adrenoreceptores-bloqueadores, diuréticos tiazida, inhibidores de angiotensión como el catropril, guanetedina y metildopa

La hipertensión maligna puede surgir en la gente joven, de ambos sexos y produce síntomas similares a los descritos arriba sólo que es una emergencia médica y requiere hospitalización inmediata. Además de los síntomas ya mencionados a menudo hay una súbita y gran distensión de la presión. La distensión es el punto dónde el corazón se relaja entre las contracciones (latidos), cuando los ventrículos (las cámaras largas) se llenan con sangre. Distensión de presión es aquella presión que se ejerce hasta cierto punto y debería ser menor. También existe una presión intracraneal y esto causa hinchazón en la primera parte del nervio óptico (el disco óptico o papila) –una condición conocida como papilledema. La hipertensión maligna causa daños en los vasos sanguíneos del cerebro, riñones y corazón y es mortal si no se trata inmediatamente. La muerte se puede deber a una falla en el riñón.

La hipertensión idiopática intracraneal es una forma extraña y maligna de hipertensión que es más probable que afecte a las mujeres jóvenes con sobrepeso. Parece existir una relación con la ingesta de anticonceptivos y algunas otras drogas. Los síntomas son dolor de cabeza, hinchazón de las células del cerebro que conllevan a una presión en el cráneo. La razón de su presencia no se entiende del todo. El diagnóstico se hace por medio de punción lumbar para probar la presión de los fluidos cerebroespinales. Al drenar algunos de los fluidos se puede reducir el dolor de cabeza pero el procedimiento se tiene que realizar varias veces. Una vez más esta es una condición de emergencia que requiere hospitalización inmediata.

Con una detección oportuna y un tratamiento para bajar la presión es probable que se reduzcan los riesgos de complicaciones serias.

Sinusitis

La sinusitis es la inflamación de uno de los senos paranasales (cavidades en los huesos del cráneo). La sinusitis se refiere a los sinus de la cara que están ligados a los pasajes nasales. De aquí que la inflamación se deba a la propagación de una infección en la nariz, inicialmente es una infección de vías respiratorias altas, antes de convertirse en sinusitis. Los síntomas son: dolores de cabeza, constipación, nariz tapada y secreciones verdes, una sensación de pesadez y dolor en la cabeza y cara, y posiblemente desórdenes del sueño. El tratamiento es a base de antibióticos y descongestionantes nasales. Medicamentos de mostrador se pueden tomar para aliviar el dolor de cabeza y otros. En casos muy raros si el dolor persiste es necesario ir al hospital para que drenen el sinus afectado. La recurrencia de la sinusitis es muy común.

Síndrome antifosfolípido (SAF), síndrome "sangre pegajosa", síndrome de Hughes

El SAF, síndrome de la sangre pegajosa o síndrome de Hughes es una condición autoinmune caracterizada por un creciente riesgo de desórdenes en la coagulación de la sangre, como las venas profundas de la trombosis, embolia pulmonar, ataque al corazón o paro cardiaco. Ataca a los dos sexos aunque las mujeres están en mayor riesgo de padecerlo. Esta condición está relacionada con el dolor de cabeza y migraña, y en las mujeres con un aborto inesperado. El SAF es una condición primaria o secundaria ligada especialmente con la enfermedad autoinmune llamada lupus sistémico eritematoso (LSE).

El síndrome de Hughes es causado por una producción anormal de antifosfolípidos y otros anticuerpos que atacan la producción natural del cuerpo de fosfolípidos y las proteínas que se unen a ellos. Los fosfolípidos son moléculas esenciales en el cuerpo y se encuentran en las membranas que rodean a las células. El LSE es el responsable del 15% de los abortos que ocurren después de las 12 semanas de embarazo. Las mujeres embarazadas que padecen el LSE corren el riesgo de desarrollar complicaciones como la preclampsia. Se ha encontrado que el síndrome es el responsable de numerosos ataques al corazón en adultos jóvenes. Otro de los síntomas que podría surgir es choreia (movimientos abdominales espasmódicos), lapsos de pérdida de memoria, confusión, manchas en la piel (llamado livedo reticularis), mareos, problemas gastrointestinales, ataque isquémico transitorio (AIT), episodios similares a la esclerosis múltiple y trombocitopenia leve (bajos niveles de sangre en las plaquetas –sustancias involucradas en la coagulación). El SAF se puede padecer si hay desórdenes de circulación o abortos continuos. Éste se diagnostica con una prueba de sangre para detectar los anticuerpos y algunas otras pruebas. El tratamiento se basa en adelgazantes de sangre, anticoagulantes especialmente warafina, la cual no se puede usar en el embarazo. Algunos otros pacientes toman preparaciones como aspirinas y heparina. También se requieren ciertos cambios en el estilo de vida como pérdida de peso, ejercicio, una dieta sana y dejar de fumar para reducir el riesgo de un ataque al corazón o algún problema circulatorio serio.

Aneurisma

Aneurisma es una dilatación, como una pelota, en las paredes de una arteria la cual está debilitada o ha sido dañada en cierta forma. Las arterias de cualquier parte del cuerpo se pueden afectar pero normalmente ocurre en el cerebro (círculo de Wilis), aorta o las arterias largas de las piernas. Los síntomas de un aneurisma en el cerebro es un dolor de cabeza palpitante, cambio en el tamaño de las pupilas, una más grande que la otra normalmente, y problemas de visión. Existe el peligro de que el aneurisma se rompa y cause un sangrado (hemorragia) con el riesgo de un infarto o la muerte. En el hospital será necesaria una cirugía para remover o aislar el aneurisma y restaurar la circulación por medio de un injerto o anastomosis (un injerto artificial para unir dos partes dañadas de una arteria). Después de la cirugía los anticoagulantes serán necesarios junto con otros medicamentos. El aneurisma puede aparecer como resultado de una debilidad congénita, especialmente en el caso de los que padecen el círculo de Wilis (un circuito de arterias que distribuyen sangre y están situadas debajo del cerebro). Otro problemas es la degeneración arterial (arterioesclerosis) y el riesgo de ésta va incrementando con la edad. Otros factores de riesgo pueden ser una dieta rica en proteínas, obesidad, presión alta, una vida sedentaria y fumar. Todo esto enfatiza la necesidad de tener una vida saludable en cada etapa y esto incluye hacer ejercicio regularmente, comer saludable, sin grasas, una dieta rica en fibra y no fumar.

Infarto

Un infarto normalmente se describe como el efecto inmediato de una interrupción de suministro de sangre al cerebro y envuelve una parálisis o algún daño severo. Los efectos en el cerebro son secundarios y la causa se encuentra en el corazón y la circulación. Las causas son trombosis, embolia y hemorragia. Los adultos mayores de ambos sexos están en gran riesgo de un infarto aunque también la gente joven. Los síntomas varían de acuerdo a la naturaleza y severidad del daño en el cerebro y pueden ser graduales o repentinos en el comienzo, entre ellos están dolor de cabeza, pérdida del control o movilidad, entumecimiento, hormigueo en un lado del cuerpo, confusión mental, pérdida del habla, problemas con la vista. También la persona puede quedar inconsciente, respirar fuertemente, tener un pulso bajo y las pupilas se contraen de distinto tamaño en cada ojo. Un infarto es una condición de emergencia y requiere hospitalización inmediata. Se ingresa a cuidados intensivos y se trata de mantener al paciente en la situación más estable posible. Se administran medicamentos dependiendo de la naturaleza del infarto y pueden ser anticoagulantes, antihipertensivos o heparina y nimodipina. Un infarto severo puede ser mortal.

Los pacientes que sobreviven requieren fisioterapia para ejercitar la parálisis de las extremidades y necesitan un gran apoyo para superar las discapacidades tanto físicas como mentales que padecen después del infarto. Normalmente la causa de un infarto es la arteriosclerosis o endurecimiento o estrechamiento de las arterias que sucede con el paso de los años. Esto puede terminar en el bloqueo de una arteria por un coágulo (trombosis), lo cual es una interrupción en el fluido de la sangre al cerebro. Puede haber una embolia por un coágulo en la sangre que va desde el corazón, alguna arteria o hasta un vaso sanguíneo en el cerebro y esto causa la interrupción del suministro de sangre. Otra causa puede ser una hemorragia cerebral con un sangrado repentino la cual podría traer resultados catastróficos. Normalmente en los jóvenes la causa es una ruptura de aneurisma que surge debido a una debilidad congénita desconocida, causando una *hemorragia subaracnoidea.*

Hemorragia subaracnoidea

La hemorragia subaracnoidea es un sangrado en el espacio subaracnoidea del cerebro. Este espacio se encuentra entre dos de las membranas o meninges que cubren el cerebro y es llamado membrana arcnoidea o piamadre. En este espacio se encuentra fluido cerebroespinal. Los síntomas incluyen un repentino y severo dolor de cabeza, náusea y vómito, mareo, desmayo y coma. Puede haber problemas cardiacos, respiratorios y convulsiones. En 24 horas el paciente puede sufrir rigidez en el cuello, otros músculos y reflejos (llamado señal de Kernig y señal de Babinski). Después del primer día del sangrado continúa existiendo un dolor de cabeza, confusión y altas temperaturas. Podría haber parálisis de un lado (hemiplejia). Esta condición requiere hospitalización inmediata y existe un riesgo de infarto y muerte. Una vez en el hospital los diagnósticos y escaneos determinan la naturaleza de la hemorragia. Los pacientes que se encuentran aptos para entrar en una cirugía deben hacerlo en las siguientes 72 horas. La mayoría de los pacientes que sufre por primera vez una hemorragia subaracnoidea sobrevive, aunque hay un riesgo de repetición especialmente en las semanas siguientes. La cirugía reduce el riego de una siguiente hemorragia. Los pacientes podrían quedar con cierto daño cerebral, parálisis, debilidad muscular, confusión y dificultades en el habla. De aquí que la recuperación pueda tomar algún tiempo y el paciente no sea el mismo que antes. La causa más común son golpes en la cabeza, pero existen otras como rupturas del aneurisma con arteriosclerosis e hipertensión. Muy raramente el sangrado podría ser causado por una malformación arteriovenosa (MAV). Después de una hemorragia existe el riesgo de padecer presión intracraneal que es una causa de dolores de cabeza e hidrocefalia (fluidos cerebroespinales en el cráneo).

Hemorragia subdural, hematoma subdural, aguda y crónica

La hemorragia subdural aguda y crónica o el hematoma subdural es el sangrado en el espacio que hay entre las dos membranas (meninges) que rodean al cerebro, causa una serie de coágulos que forman un hematoma. Las membranas involucradas son conocidas como duramadre, la membrana externa y la aracnoidea madre, capa intermedia de tejido.

Un hematoma subdural agudo normalmente ocurre después de un fuerte golpe en la cabeza y emerge poco tiempo después del accidente. Los síntomas son: dolor de cabeza, confusión, sueño, irritabilidad y se siente como si la persona fuera a quedar inconsciente dentro de poco. Existe el riesgo de un coma o la muerte y la persona necesita hospitalización inmediata, probablemente cirugía de emergencia.

Un hematoma subdural crónico podría surgir algunas semanas después de un golpe en la cabeza y podrían retrasarse los primeros síntomas que son: peores dolores de cabeza cada día, periodos de sueño incontrolable, confusión y debilidad muscular de un lado del cuerpo. La persona requerirá hospitalización inmediata y los exámenes y escaneos necesarios para saber la naturaleza y ubicación del coágulo. La cirugía es indispensable para remover el coágulo y aliviar la presión del cerebro que es la que provoca los síntomas. Una vez aliviada la presión, el cerebro se recuperará poco a poco aunque puede haber daños permanentes o discapacidad y posiblemente continúen los dolores de cabeza. La cirugía puede no ser exitosa y habría riesgo de muerte o daños cerebrales severos e incapacidad permanente. Las personas mayores están en gran riesgo de sufrir un sangrado y los jóvenes que consumen demasiado alcohol también.

Malformación arteriovenosa cerebral (MAV)

Es muy raro que una MAV ocurra, esto es una malformación de venas enredadas que podría ocurrir en cualquier parte del cuerpo pero es más probable que ocurra en el cerebro. Una MAV ocurre cuando los capilares (venas tan delgadas como hilos) que actúan como una red intravenosa de trabajo entre las arterias y las venas, por alguna razón no existen. La sangre en las arterias corre a mucho más presión que aquella que va por las venas, esto es porque es bombeada por los vasos del corazón. Las arterias poseen unas paredes musculares relativamente delgadas para poder hacer frente a esto mientras que comparadas con las de las venas éstas son delgadas y débiles. La red de trabajo de los capilares normalmente no se nota, pero si no existe la sangre que reciben las venas trae una presión mucho más grande de lo normal. Las venas responden a esta presión expandiéndose para formar la maraña de una MAV. Las MAV son poco comunes, se diagnostican alrededor de

1 entre 100,000 personas, normalmente son personas arriba de los 40 años y la causa de esta anormalidad se desconoce. Estos casos varían en tamaño y lugar en el cerebro y no son parte del tejido cerebral pero si del suministro de sangre. Cuando esto ocurre en la dura (membrana externa que rodea al cerebro) se le llama fístula dural. Se piensa que esta malformación puede ser de nacimiento aunque sufre cambios a lo largo de la vida del paciente. El principal riesgo de una MAV es una potencial ruptura y por lo tanto hemorragia (ver **Hemorragia subaracnoidea**, página 81 y **Hemorragia subdural**, página 82). Cerca de un 15% de aquellos que padecen MAV no presentan síntomas y son descubiertos durante investigaciones de otras enfermedades. En un 50% de los casos la MAV se encontró debido a una hemorragia cerebral la cual también causa ataques epilépticos. Es un asunto de discusión si la MAV es una causa de dolores de cabeza y migraña, sólo las investigaciones próximas podrán establecerlo.

Conmoción cerebral

La conmoción cerebral es un estado que viene después de un golpe en la cabeza y surge cuando existe algún trauma y/o lesiones. En todos los casos hay una pérdida de conciencia y dependiendo de la gravedad será parcial o completa. Los síntomas varían en severidad y apariencia dependiendo de la fuerza del golpe. Si la conmoción cerebral es leve, entre los síntomas están: dolor de cabeza, mareo, confusión, sueño y cansancio, si es severa la persona puede caer inconsciente y quedarse así por tiempo indefinido. Es posible que la persona despierte y esté muy irritable y no sea capaz de responder coherentemente a las preguntas que se le hacen e inmediatamente vuelva a estar inconsciente. Finalmente, cuando la persona vuelve a estar consciente tendrá un severo dolor de cabeza, estará muy irritable y extremadamente cansado, estos síntomas pueden durar por algún tiempo. Normalmente no se acuerda de los eventos que ocurrieron cercanos al golpe en la cabeza. Una persona con conmoción cerebral necesita hospitalización y pruebas de escaneo para comprobar si ha habido algún daño. Existe un riesgo de sangrado (ver **Hemorragia subaracnoidea** y **hemorragia subdural**) que podría resultar en la muerte o un gran daño cerebral. Mientras el paciente esté inconsciente deberá permanecer en el hospital, incluso en casos leves se necesita tener un seguimiento del paciente hasta que el dolor de cabeza y cansancio desaparezcan –proceso que puede tomar tiempo. La causa de una conmoción cerebral es una ola iniciada después del golpe en la cabeza que interrumpe momentáneamente el suministro de sangre al cerebro. La mayoría de las veces en los casos leves los pacientes se recuperan bien aunque pueden quedar con dolores de cabeza, irritabilidad, dificultad para concentrarse y olvidos que persisten por algunos meses.

Meningitis

La meningitis es la inflamación de las meninges, que son las membranas que rodean al cerebro, la espina dorsal y la médula espinal. La causa puede ser una infección *bacteriana* o *viral* y la meningitis surge como una complicación de otras enfermedades infecciosas incluyendo enfermedad Lyme, leptospirosis, fiebre tifoidea y tifus.

La meningitis bacteriana es la más peligrosa y potencialmente fatal y puede surgir rápidamente causando que una persona se enferme seriamente en tan sólo algunas horas. En otros casos la enfermedad se puede desarrollar en 1 o 2 días y algunas ocasiones la meningitis aguda se desarrolla hasta llegar a ser crónica causando daños cerebrales severos. La meningitis bacteriana es menos común que la viral pero en todos los casos la hospitalización inmediata y el tratamiento médico proporcionan una mejor recuperación. Los síntomas son: dolores de cabeza severos, rigidez, dolor de cuello, una erupción cutánea con manchas rojiza/morada, confusión, sueño, respiración agitada, vómito, temperatura muy alta pero con manos y pies fríos, dolores musculares y de coyunturas, dolores abdominales, posiblemente diarrea y sensibilidad a la luz. En algunos casos el coma y la muerte pueden llegar rápidamente. Si se presentan en niños, septicemia o envenenamiento en la sangre, caracterizado por pies y manos fríos, un color de piel extraño, altas temperaturas y dolores de piernas, estos pueden ser los primeros indicadores de una meningitis. Los niños pueden estar en riesgo de muerte o de serias complicaciones si presentan negación a comer, temperaturas altas, vómito, llanto, irritabilidad, desagrado por ser cargado, ataques de tos, retracción del cuello y arco de la espalda, hinchazón frontal, letargo y dificultad para despertar, inexpresividad, palidez y comezón.

La meningitis viral presenta síntomas menos severos que los descritos, algunos son: dolor de cabeza, altas temperaturas, sueño, malestar, dolores en general, efectos abdominales y en casos más severos, problemas de visión, debilidad muscular, parálisis parcial, dificultades en el habla y ataques de tos. En casos más raros podría ocurrir un coma o la muerte. A pesar de que la mayoría de los pacientes se recupera, algunas personas sufren por mucho tiempo pérdida de audición o discapacidad en la memoria, dolores de cabeza, depresión y fatiga. La meningitis bacteriana se trata con antibióticos vía intravenosa y sulfonamidas y mientras más rápido se administren más oportunidades de recuperarse se tendrán. También se pueden administrar fluidos intravenosos y electrolitos. La meningitis viral necesita ser bien atendida y podría no ser necesaria la hospitalización dependiendo de la gravedad. Algunos pacientes requieren tratamientos más intensivos con drogas antivirales como el ciclovir vía intravenosa.

Son tres diferentes tipos de bacterias las responsables de casi todos los casos de meningitis y son: *Neisseria meningitidis* (meningococo), *Streptococcus pneumoniae* (pneumococcus) y *Haemophilus influenzae tipo b* (Hib). En el Reino Unido las primeras dos bacterias están relacionadas con la infección memingococcal que es la común entre los niños e infección pneumococcal más común entre los adultos. Otras bacterias comunes incluyen *E.coli, Mycrobacterium tuberculosis* y del

Grupo B *Streptococcus.* El Meningococcus y algunos otros tipos habitan de forma natural en la parte trasera de la nariz y la garganta y se albergan ahí sin causar ninguna enfermedad. Las bacterias se contagian por algún contacto cercano como besar, estornudar o toser. Los virus que podrían causar meningitis son echo/enterovirus, coxachie, varicela zoster, virus del polio, herpes simple, virus mumps. La meningitis viral es más común entre la gente joven en las escuelas. La vacunación es una cuestión de rutina en el Reino Unido, inmunizan a los niños contra Hib y meningococcus C, en su forma de vacuna Men C.

Fiebre glandular, mononucleosis infecciosa

La fiebre glandular o mononucleosis es una infección viral causada por el virus de Eipsten Barr y normalmente se presenta entre los jóvenes o adultos jóvenes de ambos sexos. Se crea una hinchazón generalizada de los nudos linfáticos del cuello, axilas e ingle, los síntoma incluyen dolor de cabeza, pérdida del apetito, malestar general y fatiga. El hígado y bazo crecen y se puede desarrollar ictericia. La persona que muestre síntomas de fiebre glandular deberá acudir al médico para confirmar el diagnóstico a través de una prueba de sangre. El tratamiento consiste en descanso y medicamentos de mostrador para mitigar el dolor, según lo señale el doctor. Es importante tomar muchos líquidos y comer tan saludable como sea posible. La complicaciones son un caso raro pero podría ser la ruptura del bazo y en este caso es necesaria la hospitalización y cirugía para retirar el órgano. La recuperación de la fiebre glandular puede ser larga y con una continua fatiga y malestar general. Esta condición normalmente ocurre entre la gente joven que vive cerca de las universidades, lugares de residencia de estudiantes, cerca de escuelas militares, se piensa que esto ocurre porque son vulnerables por tener un sistema inmunológico inmaduro en comparación con los adultos.

Encefalopatía miálgica/encefalomielitis (EM), síndrome de fatiga crónica (SFC), síndrome postviral de fatiga (SPV)

La EM o síndrome de fatiga crónica (SFC) o síndrome postviral de fatiga (SPV) es un desorden que ha sido sujeto de un debate considerable y uno que es caracterizado por la fatiga extrema acompañada de otros síntomas. La fatiga es crónica y persistente, no está relacionada con el nivel de actividad física y no se mejora con el descanso. Otros síntomas incluyen dolores de cabeza crónicos, dolores musculares y de las coyunturas, lapsos de falta de memoria y poca capacidad de concentración, depresión, ansiedad, ataques de pánico, problemas del sueño, insomnio y malestar general. Otros síntomas poco frecuentes son: problemas digestivos, náusea, sensibilidad al ruido y a la luz y problemas de visión. Algunas personas desarrollan una hipersensibilidad al tacto y experimentan hormigueo en la piel.

Para una persona que sufre EM le es imposible llevar una vida normal a pesar de que no existe una señal obvia de enfermedad. Los patrones normales de trabajo y actividades cotidianas se vuelven imposibles y el paciente puede llegar a aislarse de la sociedad además de sufrir los síntomas físicos. Se piensa que la EM surge después de una infección viral en donde una gran cantidad de virus están involucrados y sucede junto con un desorden de inmunodeficiencia. Los enterovirus (aquellos que entran por el intestino), el virus Eipstein Barr (ver **Fiebre glandular** página 87) y algunos otros están probablemente involucrados. No existe un tratamiento específico para la EM pero el descanso y los medicamentos para aliviar los distintos dolores podrían ayudar. Los pacientes necesitan del apoyo de sus seres cercanos y también los podrían beneficiar terapias psicológicas o complementarias, especialmente para lidiar con la depresión. Los pacientes jóvenes necesitarán apoyo escolar a largo plazo para poder seguir estudiando. La recuperación de la EM es larga y en ocasiones puede tomar hasta 2 o 3 años, en algunos casos después de la recuperación las personas pueden ser propensas al cansancio.

Fibromialgia (FM)

La fibromialgia es una enfermedad crónica con la que son diagnosticados cada año alrededor de 15,000 personas en el Reino Unido. Afecta a cerca de 1 entre 100 personas en algún momento de su vida y el 90% son mujeres. Sus características son dolores extendidos en las coyunturas, músculos, ligamentos, surgen en cualquier parte del cuerpo, pero especialmente en las extremidades inferiores, pies, espalda, hombros y cuello. Los dolores se cambian de lugar y normalmente son peores en las mañanas, durante el día mejoran y en las noches se vuelven más severos. Hay ciertos puntos sensibles donde se siente como cuando la piel está siendo apretada, las áreas más comunes son el cuello, cadera, codos y rodillas. El dolor puede ser como una quemazón o palpitante. Es muy común que los analgésicos sean de efecto limitado para aliviar el dolor de la fibromialgia. Se puede experimentar una fatiga extrema dependiendo de la severidad, frecuentemente la persona despierta exhausta a pesar de haber dormido bien. Otros síntomas comunes son dolor de cabeza, dolor facial, malestar, problemas digestivos, náusea, poca concentración, lapsos de falta de memoria, desórdenes del sueño, entumecimiento y/o sensación de hormigueo en los pies, y manos (parestesia), piernas inquietas, especialmente en las noches en la cama, boca seca y/o piel, ojos y las mujeres periodos menstruales muy dolorosos o dolor en las relaciones.

Los síntomas psicológicos de ansiedad y depresión son comunes y la severidad de los síntomas dependerá de la actividad diaria, medio ambiente y factores emocionales como el estrés. Esta condición puede tener patrones recurrentes en periodos cuando los síntomas han mejorado o desaparecido por completo y existen evidentes similitudes con la EM. La causa exacta de esta condición se desconoce aunque se ha involucrado una combinación de factores. Sin embargo, las investigaciones han revelado que los pacientes presentan un bajo nivel de la hormona serotonina, esta sustancia es conocida por jugar un papel importante en el dolor y el sueño y es un factor muy importante en la aparición de ciertos dolores de cabeza. El tratamiento puede ser multifacético, incluye descanso, medicamentos, terapias psicológicas y complementarias. El apoyo emocional es muy importante y una persona que padece esto debe ser animada a llevar una vida lo más normal posible, una dieta saludable y ejercicio para ayudar a mejorar esta condición.

La enfermedad de Lyme

La enfermedad de Lyme es una infección bacteriana transmitida por garrapatas causada por la bacteria espiroqueta, *Borellia burgdorfen.* Las garrapatas parásitas que llevan el organismo están esparcidas en los animales como venados y en cierto momento del ciclo de vida se encontrarán en la vegetación, desde donde fácilmente se suben a cualquier animal mamífero. A menudo los perros recogen las garrapatas cuando salen al campo, estos insectos también se adhieren a la gente y se piensa que los inviernos leves de los años pasados han favorecido el crecimiento de la especie. Un número cada vez mayor de gente es afectado por esto y las garrapatas ahora se encuentran también en los jardines de la ciudad. No todas las garrapatas llevan el organismo infectivo, pero la incidencia de diagnósticos de la enfermedad de Lyme está creciendo y se piensa que mucha más gente podría estar afectada sin saberlo.

Las garrapatas son pequeños insectos negros que son difíciles de ver y más cuando apenas se acaban de adherir. Si se le deja, el insecto va creciendo mientras se atiborra de sangre y eventualmente se desprende cuando ha completado su ciclo de vida. La mordida causa pequeñas ronchas rojas y esto eventualmente se convierte en una costra. La infección de la enfermedad de Lyme ocurre cuando el organismo pasa por el torrente sanguíneo, una primera señal de esto podría ser un anillo rojo alrededor del sitio de la mordida, entonces el área crece, se enrojece y podría crecer más y otras lesiones podrían aparecer.

Otros síntomas incluyen dolores de cabeza, fiebre, malestar, frío, dolores en el cuello y músculos y fatiga. También podría haber vómito, náusea, dolor de garganta, crecimiento de las glándulas linfáticas y el bazo. La enfermedad de Lyme se puede volver crónica, tarda en desarrollarse semanas, meses o incluso años después de la infección inicial y causa periodos de enfermedad. En casi la mitad de los casos hay dolor artrítico e hinchazón en las articulaciones, especialmente en las rodillas y esto aparece semanas o meses después de la infección inicial. Menos común, pero en la misma escala de tiempo, podría haber inflamación y crecimiento del corazón junto con trastornos de conducción y/o efectos en el sistema nervioso central. La meningitis aséptica y parálisis de Bell son dos complicaciones de la enfermedad de Lyme que afectan al sistema nervioso central. Algunas consecuencias posteriores pueden ser fatiga crónica, dolores musculares, falta de concentración y lapsos de falta de memoria. Si notas una lesión en la piel y sospechas que es por una mordedura de insecto debes buscar ayuda médica, especialmente si existe inflamación o síntomas de resfriado. El diagnóstico se realiza mediante pruebas de sangre para saber cuáles antibióticos matan a la bacteria y prever futuras complicaciones. En los casos crónicos debidos a un diagnóstico tardío se necesita medicación para aliviar los síntomas junto con otro tipo de tratamientos.

Cualquier persona que trabaje en lugares abiertos o tenga actividades de recreación en el campo debe estar pendiente del riesgo de las mordeduras de garrapatas y tomar precauciones como llevar ropa que cubra todo el cuerpo –especialmente pantalones largos y zapatos cerrados. Los pantalones se deberán meter en el calcetín para evitar que algún insecto se adhiera a los tobillos. Al final del día la piel se debe revisar minuciosamente para evitar llevar garrapatas. Es muy sencillo retirarlas cuando son pequeñas y no se han adherido firmemente, es esencial que no se vaya a quedar ninguna parte de la boca del insecto en la piel. Si existe alguna duda de esto, lo mejor es acudir al doctor.

Fiebre por arañazo de gato

La fiebre por arañazo de gato es una fiebre leve de origen viral que causa hinchazón de las glándulas linfáticas y una ligera infección en el lugar del arañazo o herida punzante. Otros síntomas son: dolor de cabeza, febrilidad, leve incomodidad y malestar. El tratamiento consiste en descansar hasta que desaparezcan los síntomas, tomar analgésicos de mostrador y beber muchos líquidos. Normalmente no es necesario un tratamiento médico a menos de que los síntomas empeoren o surja un absceso en el área de la herida. La recuperación suele ser muy rápida, algunos días. La causa es un virus que entra al torrente sanguíneo a través del arañazo de la mascota, por una astilla o una espina. Los arañazos de los gatos representan el 50% de los casos de esta infección.

Encefalitis

La encefalitis es una inflamación e hinchazón del cerebro causada ya sea por una infección viral del cerebro o como resultado de un desorden de inmunodeficiencia que después de la infección por un virus, el sistema inmunológico reacciona anormalmente y ataca los tejidos del sistema nerviosos central. Esta condición es conocida como encefalitis autoinmune o encefalitis postinfecciosa, esta es la forma más común de la enfermedad. Una verdadera encefalitis viral es muy raro que ocurra, afecta alrededor de 4 de cada 100,000 personas al año en el Reino Unido. En caso de que las meninges (las membranas que rodean al cerebro y médula espinal) estén involucradas entonces se denomina *meningoencefalitis.* Si la médula espinal está afectada y también el cerebro entonces se llama *encefalomielitis.*

La encefalitis puede surgir repentinamente o mostrar patrones de incidencia desde el inicio y los síntomas varían de leves a severos o fatales. Los primeros síntomas se pueden parecer a los de un resfriado y son dolor de cabeza, fiebre, rigidez en el cuello y espalda, confusión, ataques de tos, sueño que puede caer en coma, irritabilidad, comportamientos extraños, pérdida del habla, falta de coordinación, foto sensibilidad y lapsos de falta de memoria. Una persona con encefalitis requiere de hospitalización inmediata y cuidados intensivos. La principal tarea es reducir la presión en el cerebro. La encefalitis es una enfermedad que puede ser fatal e incluso después de recuperarse puede haber problemas de daños cerebrales. También continúan por un tiempo los dolores de cabeza, irritabilidad, falta de concentración y fatiga extrema. Son muchos los virus que pueden causar la encefalitis entre ellos están la rubeola, Eipstein Barr (fiebre glandular), influenza, varicela, sarampión, poliovirus, herpes simple, HIV, toxoplasmosis y citomegalovirus. Las garrapatas y mosquitos son portadores de los arbovirus y son responsables de ciertos tipos de encefalitis en diferentes partes del mundo, incluyendo la fiebre del Nilo Occidental y encefalitis japonesa.

Golpe de calor, hiperpirexia por calor

El golpe de calor o hiperpirexia por calor es una condición severa que surge por sobrexponer el cuerpo al calor. Los síntomas incluyen falta de sudor y regulación de la temperatura del cuerpo, severos dolores de cabeza, calambres musculares, piel caliente y seca y alta temperatura corporal. Existe una aceleración en los latidos del corazón y una eventual pérdida del conocimiento, un coma y la muerte pueden suceder rápidamente. La persona necesita inmediata hospitalización para salvarle la vida. El cuerpo está sobrecalentado y necesitan enfriarlo rápidamente mediante esponjas con agua o inmersión en agua fría y ventilación. Se debe envolver el cuerpo en sábanas mojadas. Una vez que el cuerpo regresó a la temperatura normal, la persona tiene que ser secada y envuelta en sábanas secas. Cuando la persona nuevamente está consciente hay que darle agua y soluciones con sal, también podría ser vía intravenosa. La causa de los síntomas es la pérdida de fluidos y sal debido a la sudoración lo cual lleva a una ruptura del balance sal/agua, baja del volumen de la sangre, problemas metabólicos y shock. Las medidas preventivas pueden ser tomarse un tiempo para aclimatarse al calor y beber demasiados líquidos. Las personas que realizan trabajos de esfuerzo necesitan bebidas con sal para compensar la pérdida que ocurre durante la sudoración.

Tumor cerebral

Un tumor cerebral es el crecimiento anormal de células en el cerebro o meninges (membranas) y puede ser *benigno o maligno* (canceroso). Los tumores cerebrales son casos raros y varían en severidad pero todos son condiciones serias que podrían ser fatales. Un tumor cerebral maligno se clasifica como *primario* (el que crece en el cerebro sin que exista cáncer en alguna otra parte del cuerpo) o *secundario* (el que surge en el cerebro como resultado de la transportación de células cancerígenas de otro tumor primario en cualquier órgano del cuerpo como el pecho). Los tumores cerebrales son más comunes en los adultos, pero aquellos que ocurren en niños, en algunos casos, pueden ser congénitos. Normalmente se desconoce la causa de cualquier tumor.

Los síntomas varían dependiendo de la ubicación del tumor, aunque los primeros están siempre relacionados con la presencia de una presión intracraneal debida al crecimiento del tumor y la opresión al cerebro. También hay dolor de cabeza que a menudo es peor al amanecer y se incrementa con el esfuerzo o tos, náusea, vómito, mareo, pérdida de equilibrio y coordinación, debilidad de un lado del cuerpo, sueño, ataques de tos, confusión, cambios en habilidades cognitivas, sentidos alterados (olfato y gusto), problemas con el habla o habilidades de escritura y lectura, cambios en la personalidad y problemas de visión. En algunas ocasiones los tumores cerebrales presentan síntomas que hacen que se intuya su presencia, pero muy seguido la situación no es clara y el diagnóstico sólo se puede confirmar después de numerosos estudios como un escaneo del cerebro.

El tratamiento y acercamiento varían de acuerdo a la localización y naturaleza del tumor y de cada caso. Muy a menudo, al entrar al hospital se administran esteroides para reducir la inflamación e hinchazón en el cerebro, esto normalmente trae una mejora pronta en aliviar el dolor de cabeza y el estado general del paciente. Existen tres opciones de tratamiento y se podrían usar por separado o combinándolas: cirugía, radioterapia y quimioterapia. Antes de cualquier procedimiento quirúrgico se debe hacer una evaluación del costo/beneficio del daño que podría tener la cirugía en sí. La cirugía se debe llevar a cabo si el tumor es accesible y sólo si existe la posibilidad, aunque no sea completa, de removerlo. Los avances en los tratamientos informan que hoy en día muchos más tumores pueden ser tratados a diferencia del pasado. A pesar de que el tratamiento no es curativo, normalmente se espera que mejore la calidad de vida y se extienda la expectativa de vida. En algunos casos de crecimiento lento de tumores benignos en el cerebro, la mejor opinión podría ser monitorearlo más que intervenirlo, dependiendo de la severidad de los síntomas.

Fiebre Q

La fiebre Q es una infección bacteriana poco común que puede ser transmitida por el contacto humano con animales infectados en una granja. La bacteria común se llama *Coxiella burnetti* y normalmente se encuentran en ovejas, cabras y ganado, en los cuales no produce enfermedad, aunque pueden ser responsables de la muerte del feto. Cerca de 70 casos se reportan al año en el Reino Unido aunque se piensa que existen más sin reportar ya que la enfermedad puede ser leve en algunas personas o incluso no demostrar síntomas. Este organismo está presente en la leche, orina, heces y sangre de los animales infectados y se encuentra particularmente en la placenta después del parto. Una vez afuera del cuerpo del animal, la bacteria puede sobrevivir por varios meses si la temperatura es templada. El organismo se puede transmitir por respirar partículas infectadas o tocar algo contaminado con los fluidos infectados del animal y después llevarse las manos a la boca, también el organismo podría entrar al torrente sanguíneo vía cortadas descubiertas. La bacteria no se puede transmitir de persona a persona y los que están en mayor riesgo son los granjeros o veterinarios, especialmente durante el parto y las personas que trabajan en mataderos o recuperación de animales.

Los síntomas se presentan 2 o 3 semanas después de haber estado en contacto y empiezan como un resfriado con dolores de cabeza, fiebre, dolores musculares y de coyunturas, malestar, dificultad para respirar y tos. En algunas ocasiones los síntomas aparecen rápidamente desde el principio. Normalmente la enfermedad dura 2 semanas, pero en algunas personas puede desarrollarse un caso crónico y entonces los síntomas pueden durar hasta 6 meses o más. Los síntomas severos de la fiebre Q pueden repetirse ocasionalmente y pueden llegar a reaparecer después de varios años de la infección inicial. Las mujeres embarazadas están en gran riesgo por su salud y también por la del feto. Una mujer que esté embarazada debe evitar cualquier contacto con animales de granja, especialmente si acaba de dar a luz.

Aquellos que sean diagnosticados con esta enfermedad deberán ser tratados con antibióticos, especialmente con tetraciclina y doxiciclina, aunque no son tan efectivos en un caso crónico. Descansar, tomar muchos líquidos y medicamentos de mostrador pueden ayudar a mejorar los síntomas. Existe una vacuna protectora para los trabajadores que están en riesgo y también estrictos estándares de higiene (lavarse las manos, extracción del polvo) pueden ayudar a reducir la probabilidad de infectarse.

Feocromocitoma

El feocromocitoma es un tumor de una glándula suprarrenal (una del par endócrino o glándulas que secretan hormonas situadas arriba de cada riñón). Normalmente el tumor es benigno (no canceroso) y casi siempre se encuentra dentro de la glándula, conocido como la médula. Usualmente mide unos cuantos centímetros de diámetro y raramente crece en peso y tamaño. Es más probable que ocurra en adultos de 30 a 50 años. El tumor causa una excesiva producción de hormonas suprarrenales, adrenalina y noradrenalina y este desequilibrio es la causa de muchos síntomas; tales como hipertensión, dolor de cabeza, náusea, vómito, pérdida de peso, palpitaciones, piel fría y húmeda, nerviosismo, ansiedad, taquicardia (aceleración en el ritmo cardiaco), desmayos, sudoración, problemas de visión y una repentina caída en la presión arterial o alta si se es propenso. El diagnóstico se puede confirmar con escaneos y análisis de orina para buscar la presencia de catecolaminas (productos de degradación de las hormonas suprarrenales).

El tratamiento consiste en hospitalización para suministrar medicamentos antes de la cirugía para remover el tumor. Existe el riego de muerte por un infarto o algún problema circulatorio asociado con la hipertensión, que es un factor significativo en el feocromocitoma y la causa del dolor de cabeza en esta enfermedad.

Policitemia rubra vera, policitemia secundaria

La policitemia vera es una producción excesiva de glóbulos rojos en la sangre. La policitemia primaria o policitemia rubra vera es un desorden poco común en el cual se producen en cantidades excesivas glóbulos rojos, glóbulos blancos y plaquetas. La policitemia secundaria surge como resultado de algún otro desorden.

Los síntomas son: dolor de cabeza, cansancio, dificultad para respirar, problemas de visión, comezón, enrojecimiento en la piel, sangrado y agrandamiento del bazo. Pueden surgir complicaciones como la úlcera péptica, dolor en los huesos, trombosis, gota, piedras en los riñones y desórdenes en el hígado. El tratamiento puede incluir hospitalización para hacer una flebotomía (una incisión en la vena para permitir tomar sangre –ahora se le conoce como venasección). También se puede necesitar quimioterapia con medicamentos citotóxicos y radioterapia con fosfato radioactivo.

El tratamiento se hace a medida del paciente y se pueden necesitar uno o más métodos dependiendo de la respuesta del cuerpo. Probablemente se necesitarán otros medicamentos como aspirina y otros analgésicos para aliviar la comezón. La policitemia primaria es incurable y se desconocen las causas de su existencia, aun así los síntomas se pueden aliviar. La policitemia secundaria es curable si el trastorno subyacente es susceptible de tratamiento. Son conocidos como factores de riesgo el fumar, vivir a una gran altitud por periodos largos, problemas crónicos de pulmones y tumores en el cerebro, hígado, riñón o útero. Existe el riesgo de muerte por una trombosis, insuficiencia medular o hemorragia y una gran posibilidad de desarrollar leucemia.

Malaria

La malaria es una infección febril causada por diminutos parásitos en la sangre que se caracteriza por continuos brotes de fiebre. La causa es infecciosa de alguno de los cuatro tipos de los organismos protozoarios, los cuales pertenecen al género *Plasmodium,* llamados *P. falciparium, P. malariae, P. vivax,* y *P. ovale.* Estos organismos se completan en la hembra del mosquito anófeles y los insectos portan los parásitos que se alimentan de la sangre humana. Entonces los parásitos se transmiten a un nuevo ser humano cuando vuelven a picar para alimentarse. Los mosquitos se alimentan al perforar una diminuta vena en la piel y de esta forma los parásitos entran al torrente sanguíneo y se hospedan en el hígado dónde se multiplican. Una vez de vuelta en el torrente sanguíneo invaden más glóbulos rojos y los agrandan hasta que se rompen.

Dependiendo de la especie de parásito, los síntomas se desarrollarán entre 1 y 4 semanas después de la picadura de un mosquito infectado. Poco antes del comienzo del ataque, la persona se sentirá mal por 1 o 2 días y es común que existan tres etapas de la enfermedad, aunque éstas pueden no ser aparentes. La primera etapa es la del resfriado caracterizada por muchos escalofríos y demasiado frío, a pesar de que la persona tiene temperatura. Después de una hora viene la segunda etapa que es la "etapa caliente" donde la temperatura sube aún más y quema, hay dolor de cabeza, náusea, mareo, dolor y posiblemente delirio. La etapa final es la "etapa de sudoración" y se caracteriza por una sudoración profusa y baja de temperatura. Los dolores de cabeza y dolores en general continúan pero la persona comienza a sentirse mejor aunque queda en un estado muy débil. Van a pasar algunas horas (varía de acuerdo al parásito) antes del siguiente ataque y de que se repitan los síntomas. Puede haber una destrucción masiva de los glóbulos rojos especialmente si existen brotes recurrentes de malaria, la enfermedad se puede volver crónica y entonces dejar al paciente con una severa anemia. Si no existe un tratamiento, lo más normal es que el número de parásitos en la sangre bajen hasta un nivel en donde no hay síntomas. Sin embargo, los parásitos se pueden volver activos otra vez y multiplicarse y producir futuros ataques o fiebre. Los brotes de fiebre responden a una ruptura de glóbulos rojos y a la liberación de parásitos que invaden glóbulos frescos. Si el organismo infeccioso es *P.vivax* o *P.ovale* puede permanecer en el hígado por mucho tiempo y existe un riesgo de muerte causado por las altas temperaturas o un ataque de malaria donde el parásito se vuelva tan numeroso como para bloquear los vasos sanguíneos en el cerebro (malaria cerebral). Otra complicación peligrosa podría ser la fiebre de aguas negras, caracterizada por altas temperaturas, anemia severa y una enorme destrucción de los glóbulos rojos, la cual lleva a una pérdida de hemoglobina (oxígeno que lleva el pigmento rojo) en la orina. La malaria es aún más peligrosa en las personas que están mal alimentadas, no inmunizadas, muy jóvenes o muy viejas. También en aquellos que no reciben un buen tratamiento y los parásitos persisten.

Es muy importante un descanso absoluto y beber muchos líquidos junto con medicamentos antimalaria como cloroquina probablemente vía intravenosa. La hospitalización es necesaria para aquellos que estén muy enfermos. En el Reino Unido no se puede contraer la malaria, sin embargo existe una preocupación mundial ya que parece que el calentamiento global podría estar permitiendo que el mosquito de malaria suba hacia el norte. Existen varios medicamentos preventivos y cualquiera que planee salir de viaje a lugares donde haya malaria debería visitar al doctor para tomar el más indicado. El tratamiento preventivo debe tomarse con cierto tiempo de antelación al viaje, aunque éste puede ofrecer protección, no es enteramente efectivo contra la infección. Algunas otras precauciones incluyen dormir con la red antimosquitos y utilizar repelente en la piel.

Síndrome del shock tóxico (SST)

El síndrome del shock tóxico es un estado poco común de shock debido al envenenamiento en la sangre causado por toxinas (venenos), es producido por la bacteria streptococcal o staphylococcal. Los niños y jóvenes son más propensos a desarrollar el SST y se cree que es debido a que su sistema inmune todavía está inmaduro e ineficaz. La bacteria streptococcal SST es más común que la staphylococcal SST y es más difícil de tratar y tiene mayor tasa de mortandad. Este síndrome surge cuando la bacteria logra entrar al torrente sanguíneo ya sea por una herida (puede ser quirúrgica) o durante una infección como la varicela, como resultado de rascarse las costras –aunque es poco común. Siendo así la bacteria produce las toxinas responsables del SST y a pesar de que esto ocurre no se sabe por qué en ciertos casos sí y en ciertos no. La bacteria staphylococcal puede producir sus toxinas a nivel dérmico y al inicio no requiere entrar al torrente sanguíneo. Por esta causa el SST puede surgir en mujeres jóvenes durante la menstruación, especialmente si se utilizan tampones. Puede surgir en ambos sexos después de una infección como gripe o forúnculos en la piel, quemaduras, heridas (incluyendo quirúrgicas) y abrasiones.

Los síntomas incluyen fiebre repentina, severo dolor de cabeza, enrojecimiento en la piel, ansiedad, diarrea, confusión, comportamiento extraño, sed y presión baja.

En caso de que una mujer padezca SST durante la menstruación es recomendable retirar el tampón para evitar síntomas más severos. Si se han estado utilizando los tampones y de repente hay fiebre y salpullido, se recomienda quitar el tampón inmediatamente antes de ir al médico. La persona que sufra de SST debe ser hospitalizada para tratamiento médico urgente, monitoreo y cuidados intensivos. Antes que nada deben suministrarle oxígeno además de fluidos intravenosos para restaurar el volumen de la sangre y elevar la presión arterial. Son necesarias grandes cantidades de antibióticos intravenosos, especialmente clindamicina y suministrar inmunoglubolina por la misma vía ayuda a neutralizar las toxinas bacterianas. El tratamiento oportuno permitirá una mejor recuperación ya que el SST puede ser fatal en algunos casos. Existen alrededor de cinco casos al año de SST asociados con el uso de tampones, utilice el de menor absorción, cámbielo frecuentemente y de vez en cuando utilice toallas sanitarias. Es muy importante no olvidar remover el último tampón del periodo.

Leptospirosis

La leptospirosis es una infección aguda causada por una bacteria del género *Leptospira*. Este organismo se encuentra en la orina de muchos animales incluyendo ganado, zorros y ratas. Las personas que están en constante riesgo son los granjeros, veterinarios, trabajadores de aguas residuales, pescadores de granjas, así como los que nadan en aguas contaminadas. Una mujer embarazada está en gran riesgo de perder al producto incluso después de haber superado la infección. Una especie particular del organismo *L. icterohaemorrhagiae* se encuentra en la orina de rata y es responsable de la enfermedad de Weil.

Al principio los síntomas se parecen a los de un resfriado e incluyen un palpitante dolor de cabeza con dolor en el ojo, fiebre, frío, escalofríos, dolores en los músculos y coyunturas, diarrea, malestar digestivo, crecimiento de los ganglios linfáticos, tos, perturbaciones mentales, sangrados internos y palpitaciones. Podrían estar involucrados los riñones y el hígado y causarles un daño severo e ictericia o al sistema nervioso central con riesgo de meningitis. El tratamiento incluye una dosis lo antes posible o a una semana de la aparición de los síntomas de antibióticos particularmente penicilina, estreptomicina, eritromicina o tetraciclina. Para aquellos que están graves es necesaria la hospitalización y cuidados intensivos así como antibióticos vía intravenosa. Si los órganos principales están afectados, entonces el antibiótico es menos efectivo y ocasionalmente se observa el efecto llamado Jarish-Herxheimer causado por la súbita liberación de toxinas de la bacteria muriendo. Los síntomas de esto son severos dolores de cabeza, frío y dolores musculares. En la mayoría de los casos los síntomas son leves y hay una buena recuperación aunque existe el riesgo de complicaciones más severas, como ya se mencionó. Para prevenir la infección evite nadar en aguas que puedan estar contaminadas. La bacteria podría acceder por cortadas en la piel, abrasiones o membranas mucosas como la boca y nariz –de aquí el riesgo de nadar. Aquellos que trabajen bajo este riesgo deberán poner gran atención a utilizar la ropa protectora y particularmente a una higiene rigurosa.

Fiebre por mordedura de rata

Existen dos tipos de infecciones que producen los mismos síntomas en el ser humano después de una mordedura de rata –o posiblemente ratón o algunos otros animales como la comadreja. Es raro que por tomar leche que no está pasteurizada y contenga esta bacteria se produzca esta infección en la gente. Los organismos involucrados son *Streptobacillus moniliformis* o *Spirillum minus.* La mayoría de los casos se da en Japón pero también se reportan en el norte y sur de América, África y Europa. Los síntomas incluyen dolor de cabeza, fiebre, frío, malestar, vómito, dolor en las coyunturas y salpullido. El tratamiento es a base de antibióticos como la penicilina o eritromicina y descanso así como beber muchos líquidos. Cualquiera que sea mordido por una rata, incluyendo rata de laboratorio, siempre deberá acudir al doctor. Las personas con mayor riesgo son aquellas que habitan cerca de donde hay ratas, multitudes y condiciones insalubres.

Fiebre tifoidea

La fiebre tifoidea es una infección gastrointestinal bacteriana severa causada por *Salmonella typhi*. La infección se adquiere al comer alimentos o agua contaminada, aunque es raro en los países desarrollados. La tifoidea prevalece en los lugares más pobres del mundo y normalmente la gente es vulnerable ya que está obligada a vivir entre multitudes y condiciones insalubres, donde los estándares de higiene y aguas residuales son mínimos o inexistentes, el agua ya viene contaminada y la comida se contamina con la bacteria por alguna persona infectada o por algún portador. Se debería de utilizar agua embotellada o esterilizada hasta para lavarse los dientes. Cualquier persona que sospeche ser portador no debe manejar alimentos y debe recibir tratamiento para eliminar el organismo. Los portadores no siempre manifiestan la enfermedad y en otros casos el ataque puede ser muy leve por lo que puede ser mal diagnosticado y de esta manera siguen contagiando a otros.

Los primeros síntomas son: dolor de cabeza, malestar, sangrado por la nariz, dolor en las coyunturas, dolor de garganta, dolores abdominales y sensibilidad. Si no se comienza a tratar en este momento, entonces habrá un crecimiento escalonado de temperatura, patrón conocido como "escalera" de temperatura. Podrían empezar a presentarse cambios en la apariencia de la lengua, sangrados, diarrea y salpullido rosa, "puntos rosas" en el abdomen y (en algunos casos) en el pecho. Cuando la fiebre está en su punto más alto el paciente está demasiado débil para levantarse y su ritmo cardiaco podría descender. Podría crecer el bazo, problemas en el funcionamiento de los riñones, anemia, cambios en la sangre y pérdida de proteína de la orina (proteinuria). Normalmente los síntomas van desapareciendo, pero en los casos más severos podría haber ulceración de las paredes del intestino y un gran riesgo de hemorragia y/o peritonitis. Otras complicaciones incluyen neumonía, hepatitis aguda, colecistitis, meningitis, abscesos, endocarditis (inflamación de las membranas del corazón) e inflamación de los riñones. Las complicaciones de la fiebre tifoidea pueden ser fatales.

El tratamiento consta de antibióticos y, en casos severos, hospitalización para tratamiento intravenoso. Se pueden necesitar fluidos y electrolitos intravenosos. Los antibióticos pueden ser cloranfenicol, ampicilina, ceftriaxona y cefoperazona. Se requiere una escrupulosa higiene y aislar al paciente para evitar contagios. La ropa y sábanas se deben hervir o esterilizar. La buena recuperación depende del tratamiento oportuno y de la ausencia de complicaciones. El paciente debe permanecer en descanso hasta que desaparezcan por completo los síntomas, aunque la completa recuperación puede tomar tiempo. Después de esto es necesario hacer pruebas para saber que la bacteria ya no está presente y que el paciente ya no tiene la enfermedad. Existe una vacuna preventiva contra la tifoidea, ésta es una protección temporal. Cualquier persona que viaje a algún país dónde la tifoidea está latente deberá vacunarse.

Tifus

Tifus es el nombre que se le da a un grupo de bacterias febriles (febril), infecciones bacterianas causadas por el tipo de bacterias *Rickettsiae.* El tifus prevalece en muchas partes del mundo y ocurre de dos maneras, *endémica* y *epidémica.* La enfermedad es transmitida al hombre a través de la mordida de muchas especies de parásitos externos como los piojos del cuerpo. Cuando el insecto muerde, en el sitio da muchísima comezón y cuando te rascas, la bacteria entra al torrente sanguíneo permitiendo que la infección suceda. A menudo las epidemias de tifus surgen después del inicio de una guerra o desastre natural cuando los sobrevivientes están debilitados y son forzados a estar en aglomeraciones de gente y condiciones insalubres.

Normalmente *R. prowazekii* es la bacteria responsable de las epidemias y la *R. typhi* de la forma endémica. Otros tipos incluyen *murine typhus* (transmitido por ratas o pulgas de gatos, *R. felis*), *sylvatic typhus* (transmitida por mordidas de moscas que normalmente están en las ardillas) y la enfermedad de Brill-Zinsser (*recrudescent typhus*).

El modo epidémico del tifus produce síntomas que incluyen un severo dolor de cabeza, altas temperaturas y un salpullido que normalmente surge después de 4 o 5 días. También podría haber sensibilidad a la luz (fotofobia), silbido en el pecho, tos, dolores en el abdomen, náusea, zumbido en los oídos (tinnitus), sordera y delirio. En casos menos comunes pueden ocurrir problemas mentales, ataques de tos, crecimiento del bazo, hígado y nudos linfáticos. El tifus Murine (endémico) produce síntomas similares y en raras ocasiones confusión y alucinaciones con el riesgo de la pérdida del hígado o riñón o problemas neurológicos. El tratamiento es a base de antibióticos y se deben tomar durante dos días después de desaparecer los síntomas y son doxiciclina, tetraciclina y cloranfenicol. Normalmente la recuperación es total en los pacientes que no sufren complicaciones severas en los órganos importantes, aunque la infección conlleva un riesgo de mortalidad en un grupo vulnerable como los adultos mayores, jóvenes y aquellos que están enfermos. Las medidas preventivas incluyen no entrar a aglomeraciones, utilizar ropa ajustada y que cubra todo el cuerpo y tomar semanalmente cierta dosis de doxiciclina. Existe una vacuna contra la *R. prowazekii* que ofrece cierta protección.

Fiebre manchada mediterránea (FMM), fiebre botonosa

La fiebre manchada mediterránea (FMM) o fiebre botonosa es una infección bacteriana causada por un organismo rickettsia, llamado *Rickettsia conorii* y se encuentra en ciertas especies de garrapatas, *Rhipicephalus sanguineus,* que es un parásito externo común en los perros de ciertos países del mediterráneo, incluyendo Francia, España, Portugal, Turquía, Grecia e Italia. También se puede encontrar en áreas cercanas al Mar Negro y en algunos lugares de la India y África. Los perros pueden padecer la enfermedad y los humanos la contraen accidentalmente por el contacto cercano con las mascotas y garrapatas. Los perros nativos de lugares endémicos de FMM no muestran síntomas clínicos y normalmente van desarrollando inmunidad a través del contacto previo. Sin embargo los perros que van con sus dueños de vacaciones, es probable que muestren signos de enfermedad pero después de la recuperación se vuelven inmunes. El índice de casos reportados entre los turistas que visitan lugares donde existe la infección ha aumentado.

Los síntomas incluyen dolor de cabeza, fiebre, llagas en la piel y erupciones, dolores musculares, pérdida de peso y diarrea. El hígado y riñón se pueden afectar y existe el riesgo de perderlos. Es muy común que se tenga una recuperación completa después de tomar antibióticos como doxiciclina, cloranfenicol, tetraciclina, enrofloxacín. A los turistas se les recomienda tener precaución con las mordidas de garrapatas y especialmente no llevar perros a los lugares donde existe el riesgo. Si se llega a traer una garrapata se debe quitar inmediatamente y buscar ayuda médica en caso de enfermedad.

Ehrlichiosis, infección ehrlichia

La infección huma ehrlichiosis o ehrlichia es de origen bacterial y es causada por diferentes especies de ricketssias pertenecientes al género *Ehrlichia*. Los organismos se transmiten a los humanos vía la mordida de alguna garrapata infectada que es parásito de otro animal mamífero, especialmente perros, caballos, ovejas, cabras y ganado. En Estados Unidos se conocen tres tipos de *Ehrlichia* que causan la infección en el ser humano y una más se ha identificado en Japón. Los primeros síntomas son dolor de cabeza, fiebre, malestar, dolores musculares y en algunas ocasiones diarrea, vómito, náusea, dolor en las coyunturas y confusión. Podría haber un salpullido en los niños y es poco probable en los adultos. La enfermedad se podría no diagnosticar si es leve. Los cambios en la sangre y alteraciones en las enzimas hepáticas sólo se detectan con análisis de laboratorio. En muy pocos pacientes existe el riego de complicaciones serias y aquellos que presentan una baja inmunidad sí están en gran riesgo. Las complicaciones pueden ser fiebres por periodos largos, insuficiencia renal, meningoencefalitis, ataques de tos, coma y síndrome de distrés respiratorio, en los adultos en estas circunstancias existe el riesgo de muerte. La recuperación puede ser total si se trata en el momento inicial con antibióticos como tetraciclina o doxiciclina. El tratamiento se debe continuar por 3 días después de que desaparezcan los síntomas para asegurarse de que todos los agentes infecciosos han sido eliminados.

Fiebre de las Montañas Rocosas

La fiebre de las Montañas Rocosas es una infección bacteriana aguda causada por un organismo ricktessia llamado *Rickettsia rickettssii*. Las bacterias están en las garrapatas parásito que se encuentran en varios animales salvajes de Estados Unidos, ésta especie en particular no se encuentra en el Reino Unido ni Europa. La gente adquiere la enfermedad por la mordida de una garrapata infectada (comparar con la enfermedad de Lyme, página 90).

Los síntomas surgen de 3 a 12 días después de la mordida de la garrapata y son: severo dolor de cabeza, fiebre muy alta, náusea y vómito, rigidez muscular, dolor, frío y un particular salpullido que se va corriendo a casi todo el cuerpo, que se puede oscurecer y ulcerar. La persona podría mostrar signos de confusión mental, agitación, delirio, un coma y la muerte son posibles.

La persona que muestre los primeros síntomas después de la mordida de una garrapata deberá acudir al médico inmediatamente y ser recetado con antibióticos como tetraciclina o cloranfenicol. La enfermedad es curable si se comienza a tratar desde el inicio pero de no ser así podría ser fatal. La persona que sea mordida por una garrapata en una zona endémica debe remover el insecto inmediatamente y buscar ayuda médica. Las medidas preventivas son usar ropa que cubra todo el cuerpo, zapatos resistentes o botas y calcetines. También se debe utilizar repelente de garrapatas como el dietiltoluamida (deet), para reducir el número de parásitos.

Brucelosis fiebre ondulante, fiebre de Malta, fiebre Mediterránea

Brucelosis fiebre ondulante, fiebre Malta o fiebre Mediterránea es una infección bacteriana de animales que se puede transmitir fácilmente a los humanos (proceso llamado zoonosis). Este organismo común pertenece al género *Brucella* y existen diversas especies en el mundo que habitan en el ganado causando enfermedades importantes en los animales y por lo tanto pérdidas económicas importantes. En los animales las consecuencias principales son abortos espontáneos, baja fertilidad, baja producción de leche y cojera. Son tres especies de *Brucella* las que causan la infección en el humano *B. melitensis* (se encuentra en cabras, ovejas y camellos), *B. abortus* (camellos y ganado) y *B. suis* (en cerdos). Esta enfermedad es poco común en el Reino Unido, todos los casos reportados últimamente son en el extranjero. La gente se enferma por consumir productos contaminados, particularmente leche no pasteurizada, crema, quesos suaves y yogurt. Otra forma de infección es por inhalar partículas después del aborto de un animal, lo cual pone en gran riesgo a los granjeros o veterinarios por el polvo contaminado después del evento. Por último, la infección se puede adquirir por contacto directo entrando por la conjuntiva de los ojos, o quizás por manejar vacunas vivas o por trasplantes de la médula ósea.

Normalmente los síntomas aparecen a los 5 o 30 días siguientes a la infección, aunque en algunos casos pueden tardar hasta 6 meses. Los síntomas pueden no ser claros al principio pero casi siempre hay temperaturas por periodos largos, dolores de cabeza, malestar, sudoración, anorexia, pérdida de peso, debilidad, dolores en las coyunturas y espalda y a veces artritis. Podría haber tos seca y crecimiento del bazo e hígado.

Los síntomas agudos podrían durar varias semanas y la recuperación es lenta, en los casos crónicos se presentan recaídas con artritis severas, malestar y más adelante depresión. Es más frecuente que las bacterias *B. melitensis* y *B. suis* produzcan más enfermedades en el ser humano que *B. abortus* que también podría producir abscesos en la infección. El tratamiento es a base de antibióticos y medicamentos que alivien lo síntomas incluyendo tetraciclina, cotrimoxasol y gentamicina. Para la forma crónica se prescribe tetramicina y estreptomicina. Es poco común que la Brucelosis sea fatal, aunque existe el riesgo de muerte por complicaciones serias como la meningitis o neumonía. En los países desarrollados existen normas rigurosas para calificar al ganado y el rastro sanitario para cuidar la salud de la población, así como los productos lácteos tienen que ser pasteurizados. Sin embargo, la brucelosis es endémica en países como Portugal, España, el sur de Francia, Italia, Grecia, Turquía, el norte de África, el este de Europa, Asia, Medio Oriente y el sur de América. Cualquier persona que visite estos países no debe consumir productos lácteos que no estén pasteurizados.

Fiebre amarilla

La fiebre amarilla es una infección viral extremadamente peligrosa causada por organismos pertenecientes al grupo de *Flaviviridae*. Los humanos adquieren esta enfermedad por el piquete de un mosquito infectado perteneciente al género de *Aedes*, conocido como *Aedes egyptii*. La fiebre amarilla es endémica en 33 países de pobreza extrema de África y Sudamérica, aquí existen alrededor de 468 millones de personas en riesgo de contraer la enfermedad. La fiebre amarilla es propia de la selva donde el portador del virus es el chango (ciclo selvático). Al principio los humanos se contagiaban por la picadura del mosquito. Cuando la gente regresaba a las ciudades, resultó haber portadores de la infección entre la población y el patrón ha crecido a cierto nivel de casos periódicos endémicos. Una característica posterior es la hepatitis con ictericia que produce una coloración amarilla en la piel –de aquí fiebre amarilla.

Los síntomas aparecen por etapas y varían en severidad de acuerdo a cada persona, en algunas puede ser sólo una enfermedad leve. El periodo de incubación es de 3 a 16 días después de la picadura del mosquito infectado. En casos graves de la enfermedad los síntomas son fiebre alta, violentos dolores de cabeza, vómito, sube y baja el ritmo cardiaco, enrojecimiento en la cara, dolores musculares, pérdida de líquidos e irritabilidad. La cantidad de orina disminuye y se pierde proteína en la orina, lo cual indica una inflamación en los riñones. A pesar de esto, en la mayoría de los casos la fiebre cede en 3 o 4 días y el paciente comienza a sentirse mejor y recuperarse –segunda etapa. Cerca del 25% de los casos experimentan severas recaídas –tercera etapa– con hepatitis e ictericia, anemia, inflamación en los riñones, vómito con sangre, sangrado por la nariz, boca y membranas mucosas. Existe una depresión en el ritmo cardiaco y probable pérdida de riñón, delirios, ataques de tos, coma y la muerte. La mayoría de los pacientes que desarrollan hemorragias mueren en poco tiempo. El total del rango de mortalidad está entre el 5% y 40% ocurriendo más muertes durante las epidemias.

En los casos leves el tratamiento consiste en descanso, tomar muchos líquidos y analgésicos (aunque el paracetamol se debe evitar). Los casos serios necesitan hospitalización para cuidados intensivos, se le administran fluidos y electrolitos vía intravenosa junto con medidas para enfriar al paciente y bajar la fiebre. No existen medicinas efectivas contra este virus. Se aplica una vacuna que ofrece cierta protección después de 10 días de haber sido inyectada. Cualquiera que viaje a un área con este problema debe asegurar vacunarse antes de partir y debe repetirla cada 10 años. Para evitar ser picado por mosquitos deben de utilizarse como medidas preventivas ropa que cubra todo el cuerpo y repelente de mosquitos.

Fiebre de Lassa

La fiebre de Lassa es una infección viral seria y súper contagiosa que es endémica en muchos países de África y se encontró por primera vez en Lassa, Nigeria. Los turistas europeos que visitan estos países han reportado la enfermedad. Este organismo común es un arenavirus que se aloja y dispersa por las ratas ya sea por la orina o excremento. La gente se puede contaminar por tocar superficies contaminadas o sustancias (el virus puede entrar por una cortada o por la boca), inhalar partículas infectadas, o más comúnmente, por comer comida contaminada. La transmisión del virus de persona a persona puede ocurrir a través de los desechos del cuerpo, saliva o sangre. El tiempo de incubación es de alrededor de 10 días pero puede ser más corto o más largo en algunos casos.

Los primeros síntomas incluyen dolor de cabeza, fiebre, dolor de garganta, tos, frío, dolor abdominal, dolores musculares y letargo. Después viene el vómito, anorexia, pérdida de peso y severos dolores en el pecho. El dolor de garganta empeora y podría existir vómito de una sustancia blanco-amarillenta junto con dolores abdominales severos. Podría hincharse el cuello, cara y la conjuntiva de los ojos debido a un edema, zumbido en los oídos, salpullido, sangrados internos y efectos en la presión arterial y ritmo cardiaco. La muerte puede ocurrir y la tasa de mortandad se incrementa en mujeres embarazadas o aquellas que acaban de parir.

No existe un tratamiento efectivo contra el virus. Es muy importante que la persona que sufra de fiebre Lassa sea hospitalizada en cuidados intensivos con fluidos y electrolitos para equilibrarla. El paciente debe estar aislado y con barreras en los cuidados de enfermería. Los agentes antivirales como el ribavirin se han utilizado y han dado buenos resultados. Si se viaja a un lugar donde exista la enfermedad hay que tener cuidado sobre todo con la higiene de los alimentos y evitar las áreas donde pueda haber ratas.

Fiebre del dengue, fiebre rompehuesos, fiebre dandi

La fiebre del dengue, fiebre rompehuesos o fiebre dandi es una infección viral que se transmite a los humanos por la picadura del mosquito de la especie *Aedes*, conocido como *Aedes egypti*. Este organismo pertenece al género *Flavivirus* y se han identificado cuatro especies involucradas. La enfermedad es endémica en África, Sudamérica, Sureste de Asia, el Este del Mediterráneo y Oeste del Pacífico. Existe una forma más severa conocida como *fiebre hemorrágica del dengue* y es responsable de alrededor de 24,000 muertes al año. En la forma leve del dengue al inicio se producen ciertos síntomas de un resfriado tales como, dolor de cabeza, fiebre, dolores musculares y en las coyunturas, malestar y debilidad. Algunos pacientes presentan salpullido y fatiga extrema antes de que desaparezcan los síntomas. Esta es la forma común entre los turistas que visitan lugares con dengue. La mayoría de la gente que padece la forma leve no necesita tratamiento aunque la fatiga puede durar de 2 a 3 meses.

En el dengue tradicional repentinamente aparece una temperatura muy alta, intensos dolores de cabeza, severos dolores en coyunturas y musculares (de aquí fiebre rompehuesos) y un característico salpullido rojo que aparece en piernas y pecho y se puede esparcir en todo el cuerpo. También pueden surgir dolores abdominales, náusea y vómito. Normalmente la fiebre puede durar cerca de una semana y muestra un patrón bifásico con una baja de temperatura después de su punto más alto al inicio y después vuelve a subir. En la fiebre hemorrágica por el dengue los síntomas son mucho más severos, hay temperaturas muy altas, intensos dolores de cabeza, sangrados internos, alteraciones en la sangre, el hígado crece, y en algunos casos, fiebre circulatoria y colapsos. Si alguien muere es debido a los efectos en el sistema circulatorio llamados síndrome de shock por dengue (SSD). En los casos severos el tratamiento es a base de terapias de apoyo que incluyen fluidos y electrolitos vía intravenosa y probablemente trasfusión de plaquetas en la sangre. No existe una vacuna preventiva y la única protección puede ser evitar ser picado por mosquitos utilizando ropa que cubra todo el cuerpo y utilizar repelente. Los mosquitos aedes sólo están activos durante el día.

Virus del Nilo occidental (VNO)

El virus del Nilo occidental es una infección transmitida por mosquitos en la que los organismos son flavivirus. La enfermedad se detectó por primera vez en Uganda y ahora es endémica en muchas partes del mundo, incluyendo África, el oeste de Asia, Medio Oriente y norte de América. Muchas especies de mosquitos han sido identificadas como vectores pero los más comunes pertenecen al género de *Culex*, particularmente *Culex pipiens, C. salinanu* y *C. restuans*. En la mayoría de la gente es una enfermedad leve y puede no causar síntomas o muy pocos (80% de los casos). Cuando lo síntomas aparecen es normalmente después del periodo de incubación que es de 1 a 6 días y producen algo como un leve resfriado con dolor de cabeza, fiebre, dolores musculares y salpullido. Sólo cerca de 1 entre 150 casos desarrolla síntomas neurológicos mucho más serios, meningitis o encefalitis. En estos pacientes pueden surgir severos dolores de cabeza, rigidez en el cuello, confusión mental, ataques de tos, parálisis y coma; la tasa de mortalidad incrementa en un 30% en las personas mayores de 50 años o en aquellos que sufren alguna otra enfermedad. En los casos más severos el tratamiento es de apoyo y se requiere hospitalización inmediata en cuidados intensivos. No existe una vacuna preventiva y la única protección es evitar ser picado por mosquitos utilizando ropa que cubra todo el cuerpo y utilizar repelente.

Síndrome respiratorio agudo severo (SRAS)

El SRAS es una enfermedad viral respiratoria severa que se identificó por primera vez en el 2002. Esta infección ha sido la responsable de más de 770 muertes en todo el mundo. Se cree que se originó en el sur de China y se ha esparcido a otros continentes a través de los viajeros internacionales. El agente causante se identifica como un coronavirus, aunque es posible que otros agentes infecciosos estén involucrados. El tiempo de incubación es de 10 días y lo síntomas son un fuerte resfriado, fiebre, dolor de cabeza, dolor de garganta, tos, frío, dolores y malestar en general. Sólo cerca del 4% de los casos desarrollan complicaciones como neumonía, lo cual podría ser fatal, especialmente entre los más jóvenes y adultos mayores. Se cree que el virus se transmite por la inhalación de aire con partículas infectadas vía tos o estornudo. No existe tratamiento ni terapias de apoyo y los pacientes deben ser aislados en el hospital y con barreras en los cuidados de enfermería.

Capítulo 12

¿Cuándo buscar ayuda médica?

La recomendación general es que si siente algún síntoma que le preocupe y que ha estado presente por más de 3 semanas debe acudir al médico. Sin embargo, existen varias manifestaciones que de ocurrir, debería llamar al doctor inmediatamente, éstas son:

- Un intenso dolor de cabeza a los 50 años.
- Un intenso dolor de cabeza que aparece repentinamente.
- Un intenso dolor de cabeza después de algún esfuerzo.
- Un intenso dolor de cabeza acompañado con fiebre y/o salpullido y vómito.
- Un dolor de cabeza con mareo, dificultad para caminar, problemas de visión, pérdida de coordinación o equilibrio.
- Algún cambio en las migrañas acostumbradas.
- Los síntomas del aura que siempre son del mismo lado o si persisten por más de una hora.
- Síntomas de aura sin dolor de cabeza.

Parte dos

TERAPIAS COMPLEMENTARIAS Y CÓMO PUEDEN AYUDAR

Capítulo 13

Cuerpo y mente

Cuando estamos totalmente sobrecogidos por nuestras emociones nos convertimos en la suma de todos nuestros pensamientos en lugar de controlarlos. Para detener esto, la mente debe estar quieta y todos los pensamientos puestos en pausa. Redescubrir que nuestros pensamientos están bajo nuestro control es increíblemente liberador y generador de energía. Tomar el control nos permite ver las cosas como realmente son sin ser obstaculizados por pensamientos asociativos; permitiéndonos responder más apropiadamente ya que nuestra respuesta es directa y basada en el aquí y ahora. Por ejemplo la meditación, terapia complementaria, nos ayuda a vivir en el aquí y el ahora y a percibirnos como el controlador de nuestra mente y sus pensamientos. El hacer esto nos lleva a tener una comprensión más profunda de lo que nos está pasando incluyendo cualquier dolor que pudiéramos estar experimentando.

Hasta que el filósofo francés afirmó "pienso luego existo" fuimos motivados a identificarnos con nuestro consciente. La filosofía de Descartes del dualismo nos lanzó a ver nuestras mentes ajenas a nuestros cuerpos: el primero era un órgano de razonamiento e imaginación, el segundo un motor.

En Oriente esto no ocurrió de igual manera en donde una aproximación más holística e integrada para el cuerpo y la mente fue observada; como en la acupuntura y acupresión, donde se relacionan las emociones con los puntos físicos de presión. En occidente, sin embargo, la medicina se aproximó al cuerpo un poco como la mecánica al automóvil, los síntomas de malestares físicos fueron tratados con poca referencia con respecto a las circunstancias que las causaban. ¿Quién se preocuparía por la causa de la ponchadura de una llanta? Incluso peor, el cuerpo humano fue percibido como un conjunto de partes separadas, cada una a ser tratada por un especialista diferente con poca referencia del resto del cuerpo.

Esta aproximación especializada ha llevado a enormes logros médicos y quirúrgicos. Muchas enfermedades han sido virtualmente eliminadas gracias a vacunas, los órganos enfermos dejan de ser una amenaza que se puede remplazar e incluso en las enfermedades mentales se han desarrollado medicamentos que pueden suprimir algunos de los molestos síntomas de condiciones tales como esquizofrenia y maniaco depresión. La dificultad es que la medicina occidental, tan avanzada en muchas otras formas, parece haber puesto un velo sobre la liga entre la psique y la salud.

La medicina holística alternativa (del griego *holos* que significa "todo") se ha vuelto cada vez más popular en occidente, especialmente entre la gente que siente que el uso de medicamentos sólo puede ayudar hasta un cierto punto. La aproximación holística considera al cuerpo y a la mente como una en donde todo está conectado con lo demás y nada le puede suceder a una parte sin que lo demás sea afectado.

Un doctor que cree en la aproximación holística a la medicina y que entiende el valor de la medicina complementaria más allá de prescribir medicamentos, podría prescribir una forma alternativa de poner al cuerpo nuevamente en marcha. Más allá y quizás más importante, se espera que el paciente participe en el proceso de curación. La farmacología nos ha acostumbrado a la idea de que el rol del paciente es pasivo: esperamos que el doctor haga todo el trabajo desde el diagnóstico hasta la selección del químico correcto. La medicina holística es más honesta en cuanto a que reconoce que sólo puede ayudar a estimular al cuerpo a que se cure, lo cual es generalmente muy capaz de hacer si se presentan las circunstancias correctas. De hecho existe un papel en el tratamiento para las terapias complementarias para el manejo y prevención de dolores de cabeza y migrañas, en los siguientes capítulos exploraremos (en orden alfabético) algunas de estas terapias que tienen algo que ofrecer a alguien que ha sufrido el dolor y la incomodidad de un dolor de cabeza.

Capítulo 14

Acupresión

Orígenes

Esta es una antigua manera de curar combinando masaje y acupuntura, practicada hace más de 3,000 años en Japón y China. Fue desarrollada hasta su forma actual utilizando un sistema de puntos especiales de masaje y hoy todavía se practica ampliamente en el ambiente doméstico japonés.

Algunos "puntos de presión" están localizados en varias partes del cuerpo y son utilizados por el practicante masajeándolos firmemente con el pulgar o la punta de los dedos. Estos puntos son los mismos que se usan en la acupuntura. Existen diversas maneras de trabajar y el practicante puede ejercer la presión con los dedos, pulgares, rodillas, palmas de las manos, etc. Aliviar el dolor puede ser bastante rápido en ocasiones, dependiendo de la causa, mientras que otros problemas más persistentes pueden tomar tiempo para mejorar.

Se dice que la acupresión enriquece el propio método de alivio del cuerpo, además de prevenir enfermedades y mejorar los niveles de energía. Se cree que la presión ejercida regula la energía que fluye a través de los meridianos – los senderos o canales de energía que corren a lo largo del cuerpo aparentemente relacionados con los órganos internos. La mayoría de estos 14 meridianos están nombrados según las partes del cuerpo, tales como el riñón o el estómago, pero existen cuatro excepciones llamadas el "precardio", "triple calentador", "concepción" y "gobernador". Las deliberadamente nombradas líneas meridionales también pueden ser utilizadas para tratar malestares diferentes de aquellos con los que se les relaciona.

Tratamiento

Los malestares que resultaron tratados con éxito son la migraña, problemas circulatorios, dolor de espalda, asma, problemas digestivos e insomnio, entre otros. Los cambios en la dieta, el ejercicio regular y ciertos métodos de chequeo personal también pueden ser recomendados por su practicante. Debe tener en mente que algunos síntomas dolorosos son la antesala de enfermedades serias y siempre se deberá consultar a su médico general.

Antes de que cualquier tratamiento comience, se le preguntará al paciente por los detalles de su estilo de vida y de dieta, el ritmo del pulso será registrado junto con cualquier antecedente relevante que se encuentre relacionado con el problema actual. Se le solicitará a la persona recostarse en un colchón sobre el piso o una mesa firme para permitir al practicante trabajar con los canales de energía de la manera más efectiva, la ropa cómoda y suelta es más recomendable. Ningún aceite o equipo alguno es utilizado sobre el cuerpo. Cada sesión toma aproximadamente entre 30 minutos y una hora. Una vez aplicada la presión, misma que puede ocurrir en una variedad de formas particulares según cada practicante, pueden sentirse diversas reacciones. Algunos puntos pueden sentirse inflamados o sensibles y puede existir alguna molestia como gran dolor o escalofrío. Sin embargo, se cree que esta forma de masaje funciona rápido de manera que cualquier sensibilidad cesará pronto. El número de tratamientos varía de un paciente a otro, de acuerdo a la respuesta de cada persona y al problema o malestar del que se trate. Algunas personas pueden requerir de visitas semanales cuando se trata un desorden específico, mientras que otras pueden acudir una sola vez. Se sugiere a las mujeres encintas consultar primero con su practicante dado que algunos métodos de acupresión no son recomendables durante el embarazo.

La acupresión puede ser practicada de forma segura en casa aunque generalmente es mejor recibir el masaje de otra persona. Problemas comunes como dolor de cabeza, constipación y dolor de muelas, pueden ser tratados muy fácilmente, aunque si los puntos de presión resultan sobreestimulados, existe la posibilidad de que el problema empeore antes de que una mejoría ocurra. De cualquier forma debe visitar a su doctor si persisten las molestias. Para tratar el dolor de cabeza, inflamación facial, dolor de muela y de periodos menstruales, localice la parte carnosa de piel entre los dedos índice y pulgar y presione hacia el dedo índice firmemente. La presión debe ser aplicada durante 5 minutos en cualquiera de las dos manos. Este punto es conocido como el "intestino largo 4".

Para ayudar problemas digestivos tanto en adultos como en bebés, por ejemplo para calmar los cólicos infantiles, se utiliza el punto identificado como "estómago 36", que se localiza en la parte externa de la pierna aproximadamente 75 mm (3") debajo de la rodilla. Debe ser un punto sencillo de encontrar ya que con frecuencia puede sentirse ligeramente sensible. Debe ser oprimido con el dedo pulgar de manera firme y fuerte de 5 a 10 minutos.

Al practicar el masaje de acupresión en alguien más, y antes de que comience el tratamiento, asegúrese que la persona no esté fría y se encuentre relajada, cómoda, portando ropa suelta y recostada sobre un tapete o colchón firme en el suelo. Para descubrir las áreas de trabajo, presione firmemente sobre el cuerpo e identifique las áreas que están sensibles. Estas áreas sensibles en el cuerpo corresponden a un órgano que no está funcionando correctamente. Para empezar el masaje utilizando los pulgares o la punta de los dedos, se debe aplicar una presión cercana a 4.5 kg (10 lbs). Los movimientos del masaje deben realizarse muy rápidamente, entre 50 y 100 veces por minuto, cierta incomodidad es factible (que pasará pronto) pero no debe existir dolor. Se deben tomar cuidados particulares para prevenir dolores faciales, estomacales o en algunas articulaciones. Si un bebé o un niño son masajeados, entonces una presión considerablemente menor debe ser ejercida. Si existe duda con respecto a la cantidad correcta, ejerza una presión ascendente para dar con el peso indicado. No hay necesidad de apresurarse de un punto a otro ya que se requieren aproximadamente entre 5 y 15 minutos en cada uno para los adultos (pero sólo alrededor de 30 segundos para los bebés o niños pequeños). Es posible que hasta 20 sesiones puedan ser necesarias para condiciones que causan dolor persistentemente, con intervalos de tiempo cada vez más largos entre tratamientos mientras las cosas mejoran. No es recomendable para enfermedades complicadas o tales como la artritis; un practicante capacitado obviamente será capaz de proveer el mejor nivel de tratamiento y ayuda. Para ponerse en contacto con un practicante reconocido hay que acudir a un centro especializado.

Capítulo 15

Acupuntura

Orígenes

La acupuntura es una antigua terapia China que comprende la inserción de agujas en la piel sobre puntos específicos del cuerpo. La palabra "acupuntura" la acuñó el físico alemán, William Ten Rhyne, quien viviera en Japón durante finales del siglo XVII y la introdujera en Europa. El término significa literalmente "pincha con una aguja". El texto más antiguo de acupuntura data aproximadamente de 400 A.C. y fue llamado *Nei Ching Su Wen*, lo que significa "Clásico Amarillo del Emperador en Medicina Interna". También registrado en las mismas fechas, ocurrió la exitosa salvación de la vida de un paciente con la acupuntura, la persona que se esperaba muriera aguardaba en coma. La leyenda sostiene que la acupuntura fue desarrollada cuando se cayó en cuenta que los soldados recuperados de heridas con flechas en ocasiones también se aliviaban de otras enfermedades de las cuales sufrían. La acupuntura era muy popular entre los doctores británicos en los albores del siglo XIX para tratar la fiebre y quitar el dolor. Hubo también un artículo específico sobre el exitoso tratamiento de reumatismo que apareció en *The Lancet*. Hasta el final de la dinastía China Ching en 1911, la acupuntura fue lentamente desarrollada y mejorada, pero eventualmente la medicina Occidental incrementó su popularidad. Sin embargo, más recientemente ha habido un renacimiento en el interés por la acupuntura y nuevamente está siendo practicada en toda China. Además, el uso actual de rayos láser y corriente eléctrica se sabe catalizador de un mayor efecto estimulador al utilizar las agujas de acupuntura.

Los puntos específicos del cuerpo donde las agujas de acupuntura son insertadas se localizan a lo largo de los meridianos. Estos son los senderos o canales de energía del cuerpo y se les considera relacionados con los órganos internos. Esta energía se conoce como *qi* y las agujas se utilizan para disminuir o incrementar el flujo de energía, o para desbloquear en caso de estar tapado. La medicina tradicional China observa al cuerpo como si fuera comprimido por dos fuerzas naturales conocidas como yin y yang. Estas dos fuerzas son complementarias pero también opuestas. El yin es la fuerza femenina y es tranquila y pasiva, representa la oscuridad, el frío, dilatación y humedad. El yang es la fuerza masculina y es estimulante y agresiva, representa el calor y la luz, contracción y resequedad. Se cree que la causa de malestares y enfermedades se debe al desequilibrio de estas fuerzas en el cuerpo, por ejemplo si una persona sufre de dolor de cabeza o hipertensión entonces esto obedece a un exceso de yang. Si al contrario, existe un exceso de yin, esto puede resultar en cansancio, disminución de temperatura y retención de fluidos.

El objetivo de la acupuntura es establecer si existe un desequilibrio de yin y yang y rectificarlo con el uso de las agujas sobre ciertos puntos del cuerpo. Tradicionalmente había 365 puntos pero eventualmente otros han sido encontrados y hoy en día pueden identificarse hasta 2,000. Hay 14 meridianos y 12 de ellos son nombrados por los órganos que representan, incluyendo el pulmón, hígado, corazón y estómago, como también el triple calentador o entibiador, relacionado con la actividad de las glándulas endócrinas y el control de la temperatura, y el precardio que está asociado con la actividad estacional y también regula la circulación de sangre. Los dos meridianos restantes corren a lo largo del eje central del cuerpo: el meridiano *du*, o vaso gobernante, y el meridiano *ren*, o vaso de concepción. El du es mucho más corto, extendiéndose de la cabeza hacia la boca, mientras que el ren comienza en la barbilla y se extiende hasta la base del tronco. Existen diversos factores que pueden cambiar el flujo de qi (también conocida como *shi* o *ch'i*), y pueden ser de naturaleza emocional, física o ambiental. El flujo pudo haber cambiado para volverse muy lento o rápido, haber sido desviado o bloqueado para involucrar al órgano incorrecto y el acupuntor tiene que asegurarse de regresar el flujo a la normalidad.

Hay muchas aflicciones dolorosas para las que se puede utilizar la acupuntura. Algunos malestares que responden bien a la acupuntura incluyen dolor de cuello, hombro y espalda, así como osteoartritis en la rodilla y las más recientes investigaciones revelan que la acupuntura es un tratamiento efectivo para todo tipo de migraña y dolor de cabeza. La acupuntura también ha sido exitosamente utilizada para aliviar otros desórdenes tales como estrés, alergia, colitis, problemas digestivos, insomnio, asma, etc. Se ha afirmado que los síntomas de retiro (experimentado por las personas que están tratando de dejar de fumar y otras formas de adicción) también han quedado atendidos.

Los acupunturistas calificados completan un curso de formación de 3 años. También necesitan credenciales en las disciplinas relacionadas como anatomía, patología, psicología y diagnosis antes de poder pertenecer a alguna asociación profesional. Es muy importante que un acupunturista totalmente calificado, que sea miembro del cuerpo profesional relevante, sea consultado porque hoy en día cualquier persona puede ostentar el título de "acupunturista".

Tratamiento

Durante una consulta, el acupunturista tradicional ocupa un método de antiguas reglas dado para determinar los puntos de acupuntura. La textura, coloración y tipo de piel, postura, movimiento y lengua, serán examinados y registrados, así como también la voz del paciente. Estos diferentes factores son todos requeridos para el diagnóstico chino. Un número de preguntas serán llevadas a cabo con respecto a la dieta, cantidad de ejercicio realizado, estilo de vida, miedos y fobias, hábitos de sueño y reacciones al estrés. Si, por ejemplo, el paciente sufre de dolores de cabeza, él o (ella) serán cuestionados con preguntas específicas acerca de sus dolores de cabeza. Cada muñeca tiene 6 pulsos, y cada uno de éstos representa a un órgano principal y su función. Los puntos son sentidos (conocidos como palpando) y a través de estos medios los acupunturistas son capaces de diagnosticar cualquier problema relacionado con el flujo de qi y la existencia de cualquier enfermedad presente en los órganos internos. La primera consulta puede extenderse una hora, especialmente si es necesario un cuestionamiento especial durante la palpación.

Las agujas utilizadas en acupuntura son desechables y hechas de un acero inoxidable sumamente fino y vienen selladas en un embalaje esterilizado. Pueden ser esterilizadas por el acupunturista en una máquina conocida como autoclave, el utilizar agua hervida para este propósito no es adecuado. (Enfermedades como SIDA y hepatitis pueden ser contagiadas utilizando agujas no esterilizadas.) Los puntos de acupuntura para el tratamiento de dolores de cabeza están localizados a lo largo de todo el cuerpo y las agujas se pueden colocar en cualquier parte de las piernas, brazos y hombros. Una vez insertada la aguja en la piel, es manipulada entre los dedos pulgar e índice del acupunturista para dispersar o retirar la energía de un punto. La profundidad con que ha de insertarse la aguja puede variar desde justo debajo de la piel hasta unos 12 mm (media pulgada) y diferentes sensaciones pueden ser experimentadas como hormigueo alrededor del área o pérdida de sensibilidad en ese punto. Hasta 15 agujas pueden ser insertadas y el tiempo que permanecerán puestas varía de unos cuantos minutos hasta media hora, esto depende de otros factores como la reacción del paciente a tratamientos anteriores y el malestar del que él (o ella) sufra.

Los pacientes generalmente pueden esperar sentir una mejora después de 4 o 6 sesiones de terapia, los efectos benéficos ocurren gradualmente, particularmente si el malestar presenta obvios y añejos síntomas. Otras enfermedades como el asma podría tomarán más tiempo antes de llegar a sentir cualquier mejora definitiva. Es posible que ciertos pacientes no sientan mejora alguna o incluso se sientan peor luego de la primera sesión, probablemente esto se deba al sobreestímulo de energías en el cuerpo. Para corregir esto, el acupunturista gradualmente ocupará menos agujas y por un menor periodo de tiempo. Si después de 6 u 8 tratamientos no existe mejoría, entonces puede ser ya dudoso que la acupuntura sea de alguna ayuda. Para la salud y el mantenimiento general del cuerpo, los acupuntores más tradicionalistas sugieren que las sesiones sean programadas para el momento en el que cambian las estaciones del año.

¿Cómo funciona?

Se ha llevado a cabo una enorme investigación, particularmente por los chinos, quienes han producido muchos libros detallando una alta tasa de éxito para la acupuntura en el tratamiento de una variedad de desórdenes. Sin embargo estos resultados son vistos cautelosamente por occidente ya que los métodos para conducir pruebas clínicas varían entre oriente y occidente. No obstante se han realizado pruebas en el oriente y se ha descubierto que un mensaje de dolor puede ser interrumpido utilizando la acupuntura evitando así llegar al cerebro. La señal normalmente viajaría a lo largo de un nervio pero es posible "cerrar la puerta" en el nervio, previniendo así que el mensaje llegue al cerebro y por tanto evitando la sensación de dolor. La acupuntura tiene la reputación de funcionar bloqueando la señal de dolor. De cualquier forma, los doctores enfatizan que el dolor puede ser la advertencia de que algo anda mal o la ocurrencia de alguna enfermedad en particular, como el cáncer, requiriendo un remedio ortodoxo o un método de tratamiento.

También se ha descubierto que existen algunas sustancias producidas por el cuerpo relacionadas con el alivio al dolor. Estas sustancias son llamadas endorfinas y encefalinas y son opiáceos naturales. Estudios alrededor de todo el mundo muestran que la acupuntura estimula la liberación de estos opiáceos sobre el sistema nervioso central ofreciendo así alivio para el dolor. La cantidad de opiáceos liberada mantiene una relación directa con el grado de alivio para el dolor. La acupuntura es una forma de anestesia ampliamente practicada en China que para los pacientes apropiados resulta muy eficaz (90%). Es utilizada exitosamente durante la concepción, visitas al dentista y operaciones.

Los doctores ortodoxos en occidente actualmente aceptan que el tratamiento con calor, los masajes y las agujas utilizadas en una parte sensible de la piel ofrecen alivio para el dolor causado por una enfermedad en algún otro lado del cuerpo. Estas áreas son conocidas como puntos detonadores y no siempre se encuentran situados cerca del órgano afectado por la enfermedad. Se ha descubierto que aproximadamente tres cuartas partes de estos puntos detonadores son los mismos que los puntos utilizados en la acupuntura china. Investigaciones recientes también han mostrado que es posible encontrar los puntos de acupuntura con el uso de instrumentos electrónicos dado que registran una menor resistencia eléctrica que otras áreas en la piel. Hasta ahora no existe ninguna evidencia que compruebe la existencia de meridianos.

Capítulo 16

La técnica Alexander

Orígenes

La técnica Alexander es un método práctico y simple para aprender a enfocar la atención en cómo nos ocupamos de las actividades cotidianas. Frederick Mathias Alexander (1869-1955), un terapista australiano, demostró que las dificultades que mucha gente experimenta para aprender, para controlar el desempeño y para el funcionamiento físico son causadas por hábitos inconscientes. Estos hábitos interfieren con tu balance natural y tu capacidad de aprendizaje. Cuando dejas de interferir con la coordinación innata del cuerpo, puedes pasar a actividades más complejas con mayor seguridad personal y presencia mental. Se trata de llevar a nuestra atención consciente las elecciones que realizamos mientras las llevamos a cabo. Los principios básicos de la coordinación humana se revelan con una práctica suave y una instrucción verbal que permitan al estudiante experimentar y observar sus propios modelos de hábito y así ofrecerle los medios para la liberación y el cambio.

La técnica Alexander está basada en la correcta posición del cuerpo a manera de ser capaz de funcionar naturalmente y con la mínima cantidad de esfuerzo muscular. F. M. Alexander también era actor y encontró que mientras actuaba perdía la voz pero tras el descanso su condición mejoraba temporalmente. Aunque recibió ayuda médica la condición no fue sanada, entonces se le ocurrió que mientras actuaba podía estar haciendo algo mal que causaba el problema. Para ver de qué podría tratarse llevó a cabo su acto frente al espejo y notó lo que ocurría cuando estaba a punto de hablar. Notó que experimentaba dificultades para respirar y bajaba la cabeza, haciéndose en consecuencia más pequeño. Se dio cuenta que el esfuerzo para recordar sus líneas y tener que proyectar su voz de manera que la gente más alejada en el auditorio pudiera escucharlo estaba causándole estrés y que su forma de reaccionar era una acción de reflejo natural. De hecho, el pensar en proyectar su voz le hacía recrudecer los síntomas y de ahí concluyó que debía existir una conexión íntima entre el cuerpo y la mente. Estaba determinado a intentar mejorar la situación y comenzó a observar que si alteraba la postura y la actitud mental durante su desempeño en escena las cosas mejoraban. Fue capaz de actuar y hablar sobre el escenario ocupando su cuerpo de forma más relajada y natural. En 1904 Alexander viajó a Londres donde decidió permitir a otros conocer su método para reentrenar el cuerpo. Pronto se hizo muy popular entre otros actores que reconocieron los beneficios de utilizar su técnica. Otras figuras públicas como Aldous Huxley, el autor, también se beneficiaron. Más tarde fue a América, logrando considerable éxito y reconocimiento internacional por su técnica. A la edad de 78 años sufrió un infarto pero utilizando su método se las arregló para recuperar el uso de todas sus facultades –un logro que impresionó a sus doctores.

Blindaje

La mayoría de nosotros estamos inconscientemente blindándonos de una relación con nuestro medio ambiente. Esto es trabajo pesado y frecuentemente nos deja con un sentimiento de ansiedad, alienación, depresión y de no ser dignos de amar. El Blindaje es un comportamiento profundamente inconsciente que ha existido probablemente desde la niñez temprana, incluso tal vez desde la infancia. Sin embargo es un hábito que podemos desaprender en el presente a través de una cuidadosa auto-observación. Podemos desaprender el uso de tensión excesiva en nuestros pensamientos, movimientos y relaciones.

Tratamiento

Se dice que la técnica Alexander es completamente inofensiva, promotora de un estado de acuerdo entre mente y cuerpo. También es de ayuda para algunos desórdenes tales como el dolor de cabeza y de espalda.

Actualmente, las escuelas de capacitación Alexander se pueden encontrar alrededor de todo el mundo. Una prueba sencilla para determinar si la gente puede beneficiarse es observando su postura. Normalmente las personas ni siquiera se paran correctamente y esto puede fomentar molestias y dolores ya que el cuerpo está desbalanceado. No es correcto encorvarse o estar de pie con los hombros redondeados, esto es incómodo y el malestar puede sentirse. Algunas veces la gente se mantiene demasiado erecta e inflexible, lo cual nuevamente puede tener un efecto adverso. La correcta postura y balance para el cuerpo requiere del mínimo esfuerzo muscular y así poder estar correctamente alineado. Al caminar uno no debe jorobarse, mantenerse cabizbajo ni tener los hombros encorvados. La cabeza debe guardar un balance correcto sobre la espina dorsal con los hombros relajados. Es recomendable que el peso del cuerpo sea transferido de un pie al otro mientras caminamos.

Una vez que el maestro sea consultado, todos los movimientos y la manera de utilizar el cuerpo serán observados. Muchos músculos son ocupados para las actividades diarias y a través de los años inconscientemente se desarrollan malos hábitos, además del estrés que también va afectando el uso de los músculos. Esto puede ser demostrado con la gente que toma una pluma con demasiada fuerza o aprieta mucho el volante del automóvil al manejar. La tensión muscular puede ser un problema serio que afecta a las personas llevándolas a dolores de cabeza por tensión. Cuando forzamos al límite la cabeza, el cuello o la espalda, esto puede llevar a redondear los hombros con la cabeza sostenida al frente y la espalda encorvada. Si esta situación no es modificada y el cuerpo no es alineado correctamente, la espina se volverá curva posiblemente con una joroba desarrollándose. Esto conduce al dolor de espalda y ejerce una tensión en órganos internos como el pecho y los pulmones.

Un maestro Alexander guía a la persona, conforme él (o ella) se muevan, a utilizar menos tensión. El instructor trabaja monitoreando la postura del estudiante y recordándole implementar ligeros cambios en el movimiento para erradicar el hábito de exceso de tensión. Los estudiantes aprenden a no continuar tensándose ni colapsándose en sí mismos. Conforme la atención aumenta, se vuelve cada vez más sencillo reconocer y renunciar al hábito del blindaje y disolver las barreras artificiales que colocamos entre nosotros y los demás.

Una analogía de este proceso puede apreciarse en el Arte del Ojo Mágico en tercera dimensión. Con nuestra forma ordinaria de observación únicamente vemos una masa de puntos. Cuando cambiamos a la manera "Ojo Mágico" de observar, aparece un objeto en tercera dimensión. A través de la técnica Alexander se logra una experiencia similar, sólo que el objeto tridimensional a experimentar somos nosotros mismos.

Ninguna fuerza que no sea una suave manipulación, es utilizada por el maestro para preparar a los alumnos correctamente. Algunos maestros utilizan métodos con empujones ligeros en la espalda y caderas, mientras que otros prefieren primero asegurarse que el alumno se encuentra relajado y entonces jalar amablemente del cuello para enderezar el cuerpo. Cualquier postura equivocada será corregida por el maestro y al alumno se le mostrará la mejor forma para modificar esto a fin de utilizar los músculos de la manera más efectiva y con el menor esfuerzo. Cualquier manipulación será para facilitar al cuerpo una posición más relajada y natural. Es importante estar completamente atento para utilizar la técnica no sólo con el cuerpo si no también con la mente. Con el uso frecuente de la técnica Alexander para la postura y la liberación de tensión, los músculos y el cuerpo deben utilizarse correctamente para obtener una mejora en la manera de caminar y sentarse y una disminución significativa de los dolores de cabeza por tensión.

La cantidad de tiempo para cada lección puede variar de 30 a 45 minutos y el número de lecciones va normalmente de 10 hasta 30, para entonces los alumnos deben haber obtenido el conocimiento suficiente para continuar practicando la técnica por sí mismos. Una vez que la persona aprende a mejorar su postura se desplaza de una forma más derecha. Se ha encontrado que la técnica es benéfica para danzantes, atletas y aquellos que tienen que hablar en público. Otros desórdenes tratados exitosamente son los dolores de cabeza provocados por tensión, estados depresivos, ansiedad, asma, hipertensión, problemas respiratorios, colitis, osteoartritis y artritis reumática, ciática y úlcera péptica. La técnica Alexander se recomienda para toda la gente de todas las edades dado que su calidad general de vida, tanto mental como física, puede ser mejorada. La gente puede aprender a resistir el estrés y un eminente profesor experimentó mejoría en una variedad de formas: la calidad de sueño, disminución de la presión arterial y un aumento de atención mental; incluso cayó en cuenta de que su habilidad para tocar un instrumento musical había mejorado.

La técnica Alexander puede ser aplicada a dos posiciones adoptadas al día, sentarse en una silla y sentarse en un escritorio.

Estar sentado de la manera correcta significa que la cabeza debe estar cómodamente balanceada, sin tensión en los hombros, dejando un pequeño espacio entre las rodillas (si las piernas están cruzadas la espina y la pelvis se desalinean o se tuercen) y las plantas de los pies deben estar planas sobre el piso. Es incorrecto sentarse cabizbajo y con los hombros desplomados al frente porque el estómago queda restringido y la respiración puede resultar afectada. Por otro lado, también es incorrecto mantener el cuerpo en una posición dura y recta.

Para sentarse correctamente en una mesa o escritorio, el cuerpo debe sostenerse erguido pero de una forma relajada con cualquier movimiento corporal originándose en las caderas y con las asentaderas planas sobre una silla. Al escribir, la pluma debe ser sostenida con ligereza y si se encuentra utilizando la computadora uno debe asegurarse que los brazos permanezcan relajados y sentirse cómodo. La silla debe ser fijada a una altura confortable con respecto al nivel del escritorio. Se han llevado a cabo investigaciones científicas que comulgan con las creencias de que Alexander formó, de igual manera que la relación mente y cuerpo (la idea de realizar una acción detonando una reacción física o tensión). Actualmente, los doctores no tienen oposición alguna con la técnica Alexander y en ocasiones pueden recomendarla.

Aunque la técnica Alexander no trata con síntomas específicos puede fomentar una marcada mejoría en tu salud general, capacidad de atención y desempeño al eliminar conscientemente hábitos dañinos que causan estrés físico y emocional tales como dolores de cabeza por tensión. Hay que poner más atención a la forma en que te relacionas con la vida.

Capítulo 17

Aromaterapia

Sanando con aromaterapia

Aromaterapia es un método de curación utilizando esencias de aceites muy concentradas que frecuentemente son altamente aromáticas y son extraídas de las plantas. Los constituyentes de los aceites confieren el perfume u olor característico ofrecido por una planta en particular. Los aceites esenciales ayudan de alguna forma a la planta para completar su ciclo de crecimiento y reproducción. Por ejemplo, algunos aceites pueden atraer insectos con el propósito de polinización; otros pueden ofrecerlo desagradable como fuente de comida. Cualquier parte de la planta –los tallos, hojas, flores, frutos, semillas, raíces o corteza– puede producir aceites esenciales o esencias pero generalmente en cantidades diminutas. Diferentes partes de la misma planta pueden producir su propia forma de aceite. Un ejemplo de esto es la naranja que produce aceites con distintas propiedades en sus flores, hojas y frutos.

Orígenes

La escritura y las artes de las antiguas civilizaciones de Egipto, China y Persia muestran que las esencias de las plantas eran valoradas y utilizadas por sacerdotes, médicos y curanderos. Las esencias de las plantas han sido aprovechadas durante siglos para curar, así como el incienso para rituales religiosos, perfumes y ungüentos para embalsamar y propósitos culinarios. Existen muchas referencias bíblicas que ofrecen una introducción al uso de los aceites en las plantas y el alto valor que se asociaba a ellos. A través del curso de la historia humana las propiedades curativas de las plantas y sus aceites esenciales han sido reconocidas y gran parte de la gente tenía algún conocimiento al respecto. Fue recientemente, con el gran desarrollo de las ciencias y la medicina ortodoxa, particularmente la manufactura de antibióticos y drogas sintéticas, que el conocimiento e interés en los viejos métodos de curación declinó. No obstante, en los últimos años ha resurgido el interés en la práctica de la aromaterapia por mucha gente que prefiere esta forma de tratamiento.

Aceites esenciales

Extracción de aceites esenciales –destilación por vapor, extracción por solvente, maceración, efleurage, defleurage

Dado que cualquier parte de la planta puede producir aceites esenciales, el método de extracción depende sobre todo del lugar y la accesibilidad de la esencia para cada caso en particular. Los aceites son producidos por células madre especiales o glándulas y son liberadas de forma natural por la planta en pequeñas cantidades durante un prolongado periodo de tiempo. A fin de cosechar los aceites en cantidades apreciables, generalmente es necesario recolectar una gran cantidad de partes de la planta en cuestión y someter el material a un proceso para que las glándulas de aceite exploten.

Uno de los métodos más comunes es la *destilación por vapor*. El material de la planta es colocado estrechamente en una prensa o alambique y vaporizado a una alta temperatura. Esto hace que las glándulas de aceite exploten y que el aceite esencial se vaporice. A continuación se enfría para separar el aceite del agua. Algunas veces más que él vapor, se ocupa el agua para destilaciones.

Dolores de cabeza y migrañas

Otro método involucra disolver el material de la planta en un solvente o alcohol y se conoce como *extracción por solvente*. Esto implica colocar el material en un centrífugo, mismo que rota a una alta velocidad y entonces se extraen los aceites esenciales a través de un proceso de destilación a baja temperatura. Las sustancias obtenidas de esta forma pueden nombrarse resinas o absolutos.

Otro método más es él denominado *maceración* en el que la planta es sumergida en aceite caliente. Las células de la planta colapsan y liberan sus aceites esenciales y entonces la mezcla entera es separada y purificada mediante un proceso llamado defleurage. Si se utiliza grasa en lugar de aceite, el proceso se conoce como enfleurage. Estos métodos producen un aceite más puro que normalmente resulta más caro que uno obtenido por destilación. Los aceites esenciales utilizados en la aromaterapia tienden a ser más costosos conforme se requiera mayor material de la planta para su producción y los métodos involucrados para obtenerlos son complejos y caros.

Almacenamiento y uso de aceites esenciales

Los aceites esenciales son altamente concentrados, volátiles y aromáticos. En seguida se evaporan, cambian y se deterioran si son expuestos a la luz, calor y aire. Por lo tanto los aceites puros deben ser almacenados cuidadosamente en botellas de vidrio cafés a una temperatura moderada y apartados de la luz directa. De esta forma pueden guardarse durante 1 o 2 años. Para la mayor parte de los propósitos en aromaterapia, los aceites esenciales son utilizados en forma diluida, ya sea agregándoles agua o algún otro aceite, llamado la base o el porta-aceite. El aceite base frecuentemente es un aceite vegetal, como la oliva o el cártamo, ambos contienen propiedades nutritivas y benéficas. Una mezcla de aceite esencial/porta-aceite tiene una corta vida útil de 2 o 3 meses, por lo que generalmente son mezclas que se realizan al momento de usarse y en pequeñas cantidades.

Aceites base

Dado que los aceites esenciales se encuentran extremadamente concentrados y tienen una tendencia a evaporarse rápidamente, necesitan ser diluidos con porta-aceites o aceites base. Normalmente no se recomienda que los aceites esenciales deban ser aplicados sin diluir sobre la piel, aunque existen una o dos excepciones muy específicas. Es muy importante ocupar un aceite base de alta calidad. Por ejemplo, aceites como el aceite de bebé o mineral poseen cualidades de penetración muy pobres que obstaculizarán el pasaje del aceite esencial a través de la piel. Sin duda, sería mejor utilizar un aceite de nuez o vegetal de buena calidad para bebés en lugar de aceites para bebé de marcas privadas ya que el aceite vegetal es mucho más fácil de absorber y contiene más nutrientes.

Aunque la elección de utilizar un aceite base depende sobre todo de las preferencias personales, es de bastante utilidad entender que varios aceites vegetales poseen sus propias propiedades terapéuticas. La almendra dulce, frijol de soya, girasol, jojoba, oliva, semilla de uva, avellana, aguacate, maíz y cártamo, proveen todos una base adecuada para los aceites esenciales, aunque éstos deben pertenecer a la variedad de oprimidos fríos con altos niveles nutritivos.

Los aceites esenciales puros deben conservar su potencia por 1 o 2 años, pero una vez diluidos en un aceite base sólo durarán alrededor de 3 meses antes de echarse a perder. También deberían ser almacenados a una justa y constante temperatura ambiente, encorchadas en botellas de vidrio obscuro o contenedores cerrados ya que rápidamente se deteriorarán una vez sometidos a luz y temperatura extremas. Agregar a la mezcla un poco de vitamina E o aceite de germen de alfalfa puede ayudar a prolongar su vida útil. Para masajes con aceite, es mejor hacer una pequeña cantidad de aceite esencial en aceite base para cada aplicación debido a sus mínimas cualidades aromaterapéuticas de almacenaje.

A continuación se muestra una guía muy somera para la dilución de aceites esenciales. Sin embargo, encontrará muchas variantes y diferentes opiniones al respecto dependiendo de las preferencias individuales entre cada terapistas, y sus recetas que diferirán. Permanezca atento porque algunos aceites pueden ser tóxicos si no se diluyen correctamente.

Aceite Base	*Aceite Esencial*
100 ml	20-60 gotas
25 ml	07-25 gotas
1 cuchara de té (5 ml)	03-05 gotas

Mezclando aceites esenciales

Las esencias pueden ser mezcladas para el tratamiento de malestares específicos y algunos libros de aromaterapia contienen recetas con mezclas precisas. Cuando dos o más aceites esenciales trabajan juntos en armonía, esto se conoce como una mezcla "sinérgica". Obviamente toma muchos años de experiencia saber cuáles combinaciones de esencias de plantas funcionarán con más efectividad, pero a modo de una somera guía, los aceites extraídos de plantas pertenecientes a la misma familia botánica funcionan bien cuando se conjuntan, sin embargo de ninguna manera es necesario apegarse firmemente a esta regla ya que otras combinaciones pueden ser igualmente exitosas. Además, una serie de factores se deben tomar en consideración al preparar una mezcla de aceites para un paciente, tales como la naturaleza de la molestia y su personalidad o marco mental. Para uso doméstico, generalmente no es benéfico mezclar más de 3 aceites en una preparación.

Cómo funcionan los aceites esenciales

Inhalación, aplicación y baño son los tres métodos principales utilizados para fomentar la entrada de aceites esenciales en el cuerpo. Cuando son inhalados, los aceites extremadamente volátiles pueden entrar vía el sistema olfativo y el permeado de la piel ocurre cuando son diluidos y aplicados externamente. Al bañarse con aceites esenciales podemos inhalarlos y al mismo tiempo absorberlos por la piel.

Poco se sabe de cómo en realidad los aceites esenciales afectan el cuerpo y la mente, aunque tanto en los Estados Unidos como en el Reino Unido actualmente se llevan a cabo investigaciones. No obstante, la efectividad de la aromaterapia ha sido respaldada por investigaciones recientes en Europa Central, los Estados Unidos, el Reino Unido y Australia. Parece que la mayoría de los aceites esenciales en alguna medida son antisépticos y bacteriológicos, mientras que otros incluso parecen efectivos para el caso de infecciones virales.

Durante la inhalación, las moléculas de los aceites esenciales llegan a las células receptoras en el revestimiento de la nariz, que a su vez transmitirán señales hacia el cerebro. Los mensajes electromecánicos recibidos por el centro olfatorio del cerebro estimulan entonces la liberación de poderosos neuroquímicos en la sangre que son transportados alrededor del cuerpo. Las moléculas inhaladas por los pulmones pueden pasar al torrente sanguíneo y ser diseminadas de igual manera.

Cuando los aceites esenciales son sobados o masajeados sobre la piel permean los poros y los folículos pilosos. Debido a su estructura molecular pueden pasar fácilmente hacia pequeños vasos sanguíneos conocidos como capilares y a partir de ahí recorrer el cuerpo. Una vez absorbido, la acción del aceite depende de sus constituyentes químicos. La mayoría de los aceites esenciales son altos en alcohol y estere, sin embargo pocos contienen una gran concentración de fenoles, aldehídos y cetonas. Estos últimos son químicos poderosos y su uso debe ser evitado por todos excepto profesionales experimentados.

Aceites esenciales benéficos

Algunos aceites esenciales que son particularmente benéficos para los dolores de cabeza se incluyen a continuación:

MANZANILLA, ROMANA (*Chamaemelum nobile*). Existen diferentes variedades pero la manzanilla Romana es el aceite esencial preferido para uso doméstico. Es ocupado por terapistas para tratar muchos tipos de molestias en la piel y favorece la curación de quemaduras, cortaduras, mordeduras e inflamaciones. Además es efectivo en condiciones alérgicas y al ser usado constantemente en la bañera puede tener efectos benéficos con los problemas menstruales. También parece resultar efectivo reduciendo el estrés, la ansiedad y algunos problemas como el dolor de cabeza, la migraña y el insomnio. Como analgésico se utiliza para tratar los dolores de oído y dientes, neuralgia y abscesos y es popular para el tratamiento de enfermedades infantiles. **PRECAUCIÓN**: La manzanilla generalmente no es tóxica ni irritante pero puede causar dermatitis en individuos sumamente sensibles.

GERANIO (*Pelargonium graveolens*). El geranio es un excelente aceite "para todo" con una gama de usos muy variada pero particularmente buena para los dolores de cabeza, problemas de menopausia y tensión premenstrual. Sus bondades diuréticas la convierten en una elección acertada para la retención de fluidos, la celulitis y la mastitis frecuentemente responden bien tras su aplicación. Para problemas en la piel y desórdenes emocionales, resulta una elección popular para la bañera y los masajes con aceite. Los problemas de piel graves normalmente responden bien a sus virtudes tanto antisépticas como antifúngicas. **PRECAUCIÓN**: Generalmente no tóxico ni irritante, puede causar dermatitis de contacto en individuos hipersensibles.

LAVANDA (*Lavendula Vera*). La lavanda muy perfumada es una especie nativa del mediterráneo pero durante mucho tiempo popularizada como una planta de jardín en Gran Bretaña y en muchos otros países. Contiene propiedades antisépticas, tónicas y relajantes, y el aceite esencial utilizado en aromaterapia es obtenido al someter las flores a un proceso de destilación por vapor. Está considerada como una de las preparaciones más seguras y se ocupa en el tratamiento de una gran variedad de desórdenes. La lavanda es un estimulante para el apetito, un antiespasmódico y un tónico. Es particularmente efectivo para el tratamiento de quemaduras menores, heridas, llagas y úlceras varicosas, y generalmente es uno de los aceites más versátiles y ampliamente usados en la curación. También contiene un fuerte efecto antiséptico, es empleado en numerosas preparaciones cosméticas y como repelente de insectos. Se ocupa para el tratamiento de molestias y dolores musculares, problemas respiratorios y digestivos, influenza y desórdenes genitourinarios tales como cistitis y dismenorrea. Su efecto suavizante es recomendado para los dolores de cabeza y la tensión premenstrual. La lavanda es un aceite muy seguro y se puede aplicar en la piel aun sin estar diluido.

MEJORANA, DULCE (*Origanum marjorana*). La mejorana puede ser extremadamente efectiva para reducir el dolor y la hinchazón de daños musculares, moretones y esguinces, para la artritis y el tratamiento de los dolores de cabeza. Tiene un efecto hipnótico extremadamente alto que resulta de gran utilidad para calmar las emociones e inducir el sueño, especialmente cuando se utiliza en la bañera. También puede ser efectivo para los problemas menstruales. La mejorana es un tratamiento popular para la gripe y la tos, la bronquitis y el asma y posee una acción carminativa y antiespasmódica ante el cólico, la constipación y la flatulencia. **PRECAUCIÓN**: Debe ser evitado por las mujeres embarazadas ya que conlleva a un fuerte efecto emenagógico.

PASTILLA DE MENTA (*Mentha piperita*). La pastilla de menta es una planta nativa de Europa con una larga historia medicinal que data de las antiguas civilizaciones de Egipto, Grecia y Roma. El aceite de menta se obtiene sometiendo las partes floreadas de la planta a un proceso de destilación por vapor. El aceite esencial de la pastilla de menta tiene un efecto tranquilizador del tracto digestivo y es excelente para aliviar la indigestión, dolores de tipo cólico, náusea, enfermedad de viaje. También es una inhalación extremadamente suave para el asma. Enfría y refresca y es muy recurrida para el tratamiento de la gripe, síntomas respiratorios y dolores de cabeza. La menta es ampliamente ocupada en remedios para la gripe y la indigestión, como sazonador, en confitería y en la pasta de dientes. **PRECAUCIÓN**: Posiblemente pueda resultar irritante en pieles sensibles –utilícela siempre con moderación.

ROSA (*Rosa centifola*). La rosa posee un aroma tanto supremamente femenino como profundamente sensual y representa el principal sostén de la industria del perfume. El aceite de rosa tiene un maravilloso efecto antidepresivo que puede ser aprovechado en masajes faciales y corporales, en baños y vaporizaciones para tratar la ansiedad, el estrés y la depresión. Además posee un amable efecto equilibrador para desórdenes ginecológicos y se dice que tiene propiedades afrodisiacas.

ROMERO (*Rosemarinus officinalis*). El romero tiene una amplia gama de aplicaciones y es efectivo para el tratamiento de numerosas molestias. Con un potente aroma es favorecido como descongestionante para la inhalación y como un vigoroso aceite para masajes orientados al fortalecimiento de los músculos. Los problemas de la piel y del cabello pueden responder positivamente al romero y realizar gárgaras para refrescar el aliento. Sobre todo, el romero parece poseer propiedades promotoras de una extraordinaria memoria y enriquecimiento de la concentración. Otros usos terapéuticos son para aliviar los dolores de cabeza, desórdenes digestivos y el estrés.

PRECAUCIÓN: El romero debe ser evitado durante el embarazo y no debería utilizarse en personas que sufren de epilepsia.

SALVIA (*Salvia officinalis*). La salvia es una planta nativa de las regiones costeras al norte del mediterráneo y tiene una larga historia de uso medicinal y culinario que data desde las antiguas civilizaciones de Roma y Grecia. El aceite esencial ocupado en aromaterapia es obtenido al someter las hojas secas a un proceso de destilación por vapor. La salvia tiene un efecto expectorante cuando se usa con inhalaciones y sus propiedades astringentes y tranquilizadoras la hacen una elección popular como tónico, estimulante aperitivo y reductor de la fiebre. Al utilizarse con gárgaras o lavados de boca sus efectos antisépticos son benéficos para gargantas con llagas y problemas de boca. También se utiliza para mejorar la circulación pobre, resfríos e infecciones virales, molestias de catarro y bronquitis, reumatismo, dolores artríticos, esguinces y tirones de articulaciones y dolores de cabeza. La salvia es ampliamente utilizada como saborizante para alimentos y en algunas preparaciones caseras y artículos de tocador. **PRECAUCIÓN:** La salvia debe ser evitada durante el embarazo y no debe ser utilizada por alguien que sufra de epilepsia.

Tratamientos de aromaterapia

Muchos de los aceites esenciales pueden utilizarse con seguridad en casa y las técnicas básicas de uso pueden ser rápidamente aprendidas. De cualquier forma, algunos deberían ser usados sólo por un aromaterapista capacitado y otros deben ser evitados en determinadas condiciones como el embarazo. En algunas circunstancias el masaje no es aconsejable. Es prudente buscar ayuda médica en caso de duda o si el malestar es leve. A continuación se describen algunos tratamientos.

Masaje

El masaje es el método más familiar de tratamiento asociado con aromaterapia. Los aceites esenciales son capaces de penetrar a través de la piel para ser llevados dentro del cuerpo ejerciendo curación e influencias benéficas en tejidos internos y órganos. Los aceites utilizados para masaje primero son diluidos al ser mezclados con un aceite base y en su forma pura nunca deberían ser aplicados directamente sobre la piel.

Un aromaterapista "diseñará" un masaje individual de cuerpo completo basado en una historia descrita por el paciente y su experiencia con el uso de aceites esenciales. Los aceites serán seleccionados específicamente para empatar el temperamento del paciente y también para lidiar con cualquier problema médico o emocional que en particular pueda estar molestándolo. Aunque no existe substituto para un largo y tranquilizador masaje de aromaterapia dado por un experto, las técnicas de masaje no son difíciles de aprender y se pueden llevar a cabo en casa satisfactoriamente.

Técnicas básicas de masaje

Lo siguiente sólo constituye una guía muy básica de masaje y no es substituto para un curso de aroma masaje. Sin embargo, el masaje puede ser utilizado con grandes beneficios domésticos ocupando los simples movimientos y sugerencias siguientes:

> EFLEURAGE: Este es el movimiento terapéutico más frecuentemente utilizado y constituye un simple y amable golpeteo. Note que una presión profunda no debería ser utilizada por una persona no capacitada. Los golpes pueden ser largos o cortos, suaves o firmes, pero se debe ocupar toda la mano, siempre empujando la sangre hacia el corazón, promoviendo así un retorno venoso. Este golpe promueve la relajación muscular y tranquiliza las terminaciones nerviosas.

PETRISSAGE: En el petrissage, la piel es suavemente enrollada entre los pulgares y los dedos en un movimiento no muy diferente al amasado con plastilina. Esta técnica funciona mejor en la espalda y en áreas con grasa. La idea es estimular la circulación y el flujo linfático aumentando así la tasa de expulsión de toxinas.

MASAJE DE CABEZA: Coloca un poco del aceite esencial para masaje en la punta de los dedos y con movimientos circulares da masaje sobre el cuero cabelludo y sienes.

MASAJE PARA DOLORES POR TENSIÓN Y MIGRAÑA: Trabajando desde la base del cuello y cuero cabelludo por unos momentos, de nuevo con el (los) aceite(s) seleccionados en la punta de los dedos, utilice golpes efleurage firmemente.

MASAJE DE CUELLO: El masaje de cuello debe ser llevado a cabo con el paciente sentado en una silla que tenga algún soporte al frente. Trabajando alrededor de la base del cuello y cuero cabelludo, utilice pequeños movimientos circulares hacia arriba y hacia afuera. Suba lentamente, abajo y alrededor de los lados del cuello, alternando movimientos firmes y suaves.

MASAJE DE HOMBRO Utilizando suaves movimientos efleurage en sentido opuesto a las manecillas del reloj golpee firmemente desde los hombros hasta el cuello.

Inhalación

La inhalación se considera la forma de tratamiento más rápida y directa. Esto es porque las moléculas del volátil aceite esencial actúan directamente sobre los órganos olfatorios e inmediatamente son percibidas por el cerebro. Un método popular es la honorable inhalación de vapor en la que unas cuantas gotas de aceite esencial son puestas en un recipiente con agua caliente. La persona se sienta con la cabeza sobre la mezcla y se cubre la cabeza, la cara y el recipiente con una toalla para que no escapen los vapores. Esto se puede repetir hasta tres veces al día pero no lo deberían de tomar las personas que sufren de asma. Algunos aceites esenciales pueden ser aplicados directamente a un pañuelo o almohada, inhalando de esta manera los vapores.

Las inhalaciones vaporizadas con aceites esenciales constituyen una maravillosa y reconocida manera para aliviar los síntomas de resfriados y gripe, y también pueden ser benéficas para la piel grasosa. Las inhalaciones vaporizadas deberían, como quiera, ser evitadas por asmáticos excepto bajo la dirección de un practicante médico ya que el vapor ocasionalmente puede irritar los pulmones.

Bañera y regadera

La mayoría de la gente ha experimentado los beneficios de relajarse con un baño caliente al cual ha sido agregado una perfumada preparación. La mayoría de estas preparaciones contienen los mismos aceites esenciales que son usados en aromaterapia. Verter algunas gotas de un aceite esencial al agua en la bañera es tranquilizador y relajante, aliviando malestares y dolores y puede también tener un efecto estimulante, eliminando cansancio y restituyendo energía. Además, está el beneficio adicional de inhalar los vapores del aceite conforme se va evaporando con el agua caliente. Agrega de 5 a 10 gotas de aceite esencial al agua en la bañera después de haberla llenado y cierra la puerta para retener los vapores aromáticos. La selección de los aceites depende completamente del individuo según el efecto deseado, aunque aquellos con pieles sensibles son advertidos para tener los aceites ya diluidos con un aceite base antes del baño.

Bañarse con aceites esenciales puede estimular y revivir o relajar y sedar dependiendo de los aceites seleccionados: el pino y el romero pueden tener un efecto tranquilizador en miembros cansados o adoloridos, manzanilla y lavanda son populares para aliviar insomnio y ansiedad, etc. Un efecto similar (aunque obviamente no tan relajante) puede ser logrado durante el baño sumergiendo una esponja mojada en una mezcla de aceites esenciales para luego frotarla sobre el cuerpo bajo el agua tibia.

Compresas

Las compresas son efectivas para el tratamiento de una gama de molestias musculares y reumáticas y también para moretones y dolores de cabeza. Para preparar compresas agregue 5 gotas de aceite a un pequeño recipiente con agua. Debería utilizarse agua fría siempre que fiebre y dolor agudo o una inflamación caliente requieran tratamiento, mientras que el agua debería ser caliente si el dolor es crónico. Sumerge en la solución una pieza de material absorbente. Exprime el exceso de humedad (aunque la compresa debería permanecer ligeramente mojada) y asegura la posición con un vendaje. Para el dolor agudo, la compresa debe renovarse cuando haya alcanzado la temperatura sanguínea, de otra forma debería permanecer en posición por un mínimo de 2 horas y de preferencia durante la noche. Si existe fiebre, la compresa debe remplazarse frecuentemente.

Alrededor de la casa

Hay una variedad de formas en las que tu casa puede ser enriquecida con el uso de aceites esenciales. Fragancias, *pomanders*, quemadores de anillos y difusores pueden todos ser utilizados en conjunto con aceites esenciales para impartir una esencia maravillosa en alguna habitación. (Los aceites esenciales deberían ser puestos en agua y vaporizados, pero no quemados por qué son inflamables. Sigue cuidadosamente las instrucciones de los quemadores de anillo y nunca pongas aceites esenciales directamente en un foco caliente.) La mayoría de los aceites esenciales también tienen propiedades que los hacen extremadamente útiles cuando los ocupantes de una habitación están sufriendo de resfriados y gripe. Aceites tales como el mirto y el eucalipto también parecen tener efectos tranquilizadores sobre la tos y pueden ser utilizados en la habitación donde liberarán su aroma durante la noche.

Aromatizantes y difusores se pueden comprar a muy bajo costo en las tiendas y sin duda ser obsequios muy útiles sin ser necesario utilizar ningún equipo extra para beneficiarse de los aceites esenciales en la casa. Al agregar algunas gotas de aceite esencial en un recipiente con agua o al sumergir un poco de algodón en el aceite y colocarlo en un lugar tibio se puede obtener el mismo efecto. También se pueden colocar ramas o pequeños troncos al fuego para crear el mismo aroma relajante. En caso de resfriados o gripa es preferible utilizar un recipiente con agua para crear un efecto de humedad en el aire; con tres o cuatro gotas del aceite esencial adecuado, como el eucalipto o ciprés, rociados en un pañuelo se pueden inhalar periódicamente para aliviar los peores síntomas de la sinusitis, refriados y dolores de cabeza. De igual forma dos o tres gotas de un aceite esencial relajante sobre la almohada por la noche puede ayudar a aliviar el insomnio.

Condiciones que podrían beneficiarse con la aromaterapia

Una amplia gama de condiciones y desórdenes se podrían beneficiar con la aromaterapia que es considerada un tratamiento adecuado para cualquier edad. Es especialmente benéfica a largo plazo para las condiciones crónicas y se cree que el uso de aceites esenciales podría prevenir el desarrollo de algunas enfermedades. La aromaterapia podría aliviar dolores de cabeza por tensión, dolores en los miembros, músculos y articulaciones, consecuencia de desórdenes artríticos o reumáticos, problemas respiratorios, digestivos, de piel, garganta, infecciones en la boca y vías urinarias y problemas que pudieran estar afectando el cabello y la calvicie. También se pueden beneficiar con la aromaterapia dolores menstruales, quemaduras, piquetes de insectos, presión arterial alta, fiebre, síntomas de la menopausia, mala circulación y el sentido del gusto. También se pueden obtener grandes beneficios para aliviar el estrés y el estrés relacionado con los síntomas de la ansiedad, insomnio y depresión.

Consultando a un aromaterapista profesional

La aromaterapia es una aproximación holística a la sanación, de aquí que el practicante deba construir un cuadro completo del paciente y su estilo de vida, naturaleza y circunstancias familiares, así como los síntomas que requieren ser tratados.

Una vez completado el cuadro el aromaterapista decidirá el o los aceites esenciales más adecuados y probables para ayudar en la circunstancia que prevalece. Los aromaterapistas están capacitados en base a su experiencia y conocimiento para ofrecer un masaje o instrucciones acerca del uso del aceite seleccionado.

Capítulo 18

Biorretroalimentación

La biorretroalimentación básicamente involucra entrenar a los individuos para reconocer y controlar diversos ritmos del cuerpo que indican un estrés o desorden interno. Varios equipos de monitoreo, algunos de alta tecnología y relacionados a la computación, podrían ser utilizados para ayudar a detectar las señales de estrés en el cuerpo y traducirlas de forma que puedan ser comprensibles. Por ejemplo, las reacciones de estrés que resultan de la liberación de hormonas, adrenalina, aumento del ritmo cardiaco, incremento de conducción eléctrica en la piel, tránsito digestivo lento y su duración. Estos cambios se pueden monitorear con una gama de aparatos y el individuo puede aprender a controlarlos y minimizarlos utilizando técnicas de relajación. Si la persona está conectada a una máquina los efectos de relajación pueden ser aparentes, asimismo el individuo se puede capacitar para reconocer el estrés y utilizar la técnica para contarlo sin la necesidad de la máquina.

La biorretroalimentación ayuda a las personas que sufren una variedad de dolores y condiciones crónicas así como también desórdenes psicológicos y ansiedad. Como se ha visto los dolores de cabeza y migrañas están asociados con altos niveles de estrés, ansiedad y tensión muscular, para algunos individuos varias técnicas de biorretroalimentación podrían ser de gran ayuda incluyendo el método de relajación que se describió anteriormente y también una técnica llamada biorretroalimentación electromiográfica o BEM. Este método proporciona una medida visible de la tensión muscular, por ejemplo en el cuello y ofrece al paciente la capacitación para reconocer los músculos contraídos y más importante aún, las técnicas de relajación que lo ayudarán a librar la tensión.

Capítulo 19

Quiropráctico

Orígenes

La palabra quiropráctico se origina de dos palabras griegas: *Kheir,* que significa "mano", y *praktikos,* que significa "práctico". Una escuela quiropráctica fue establecida alrededor de 1895 por un curandero llamado Daniel Palmer (1845-1913). Él fue capaz de curar la sordera de un hombre que le apareció después de haberse agachado y sentido que le tronaba un hueso. Después de una examinación Palmer descubrió que algunos huesos de la espina dorsal del hombre se habían movido. Tras una manipulación exitosa el hombre recobró el oído. Palmer concluyó que si existía cualquier desajuste en el esqueleto, esto podía afectar la función de los nervios, ya sea aumentando o disminuyendo su acción y resultando así un mal funcionamiento, por ejemplo una enfermedad.

Condiciones que se podrían beneficiar con el quiropráctico

La quiropráctica es utilizada para aliviar el dolor a través de la manipulación y para corregir cualquier problema que haya en las articulaciones y músculos, pero especialmente en la espina dorsal. Así como en la osteopatía, no se utiliza ni cirugía ni medicamentos. Si existe cualquier desorden en la espina dorsal, éste podría causar una serie de problemas en cualquier otra parte del cuerpo como la cadera, pierna o brazo y puede también desencadenar lumbago, ciática, hernia discal u otros problemas de espalda. Incluso es posible que los problemas de espina puedan resultar en problemas aparentemente no relacionados como catarro, migraña, asma, constipación, estrés, etcétera.

Sin embargo, la mayoría de los pacientes de un quiropráctico sufren principalmente de dolores de cuello, espalda y cabeza. La gente que sufre dolores de cuello y cabeza como resultado de lesiones cervicales ocurridas en accidentes vehiculares normalmente busca la ayuda de un quiropráctico. El efecto de las lesiones cervicales sucede cuando la cabeza es violentamente sacudida ya sea hacia adelante o hacia atrás al momento del impacto. En cuanto a los dolores de cabeza, frecuentemente se puede decir que la causa principal es la tensión ya que contrae los músculos del cuello. Los atletas también pueden obtener alivio en las lesiones como el codo del tenista, tirones musculares, ligamentos y esguinces, etc. Así como en los métodos convencionales y la manipulación de articulaciones, el quiropráctico puede decidir la necesidad de utilizar aplicaciones de hielo o calor para aliviar las lesiones, tanto como el masaje.

También los niños se benefician del tratamiento de un quiropráctico cuando sufren accidentes leves en una edad temprana que pueden reaparecer en la vida adulta en la forma de dolores de espalda. Por ejemplo cuando un niño aprende a caminar y choca con algún mueble o cuando algún bebé se cae de la cuna. Esto puede resultar en algún daño en la espina que aparecerá únicamente cuando sea adulto y sienta dolor de espalda. Durante el nacimiento cuando se utilizan fórceps el cuello del bebé se puede lastimar o la espina se puede tensar, esto puede resultar en dolores de cabeza y problemas de cuello conforme él o (ella) va creciendo. Este tipo de lesiones a una edad temprana puede considerarse más tarde como "dolores de crecimiento", cuando en realidad el problema es un daño en los músculos o huesos. Si como padre existe alguna inquietud, lo mejor es consultar a un doctor y es posible que se le recomiende llevar al niño con un quiropráctico calificado. Para evitar problemas en la vida adulta los quiroprácticos recomiendan que los niños sean examinados ocasionalmente para detectar cualquier daño o desajuste en huesos y músculos.

De la misma forma que los bebés y los niños, los adultos de todas las edades se pueden beneficiar con un quiropráctico. Existen algunas personas que regularmente toman medicamentos para aliviar el dolor de articulaciones y espalda, pero esto no ataca la raíz del problema, sólo los síntomas. Debido al exceso de peso en la espina dorsal muchas mujeres embarazadas experimentan dolor de espalda en algún momento del embarazo y cierta dificultad para mantener el equilibrio. Al momento del alumbramiento ocurren cambios en las articulaciones y parte inferior de la espina que pueden terminar en dolores de espalda. También el cargar bebés de forma incorrecta puede dañar la espina dorsal y provocar dolores de espalda.

Tratamiento

Es muy importante que cualquier quiropráctico esté completamente calificado y registrado con una asociación profesional reconocida. Durante la primera visita el paciente será cuestionado con los detalles de su historia incluyendo el problema actual y durante la examinación se notarán las áreas de dolor y las articulaciones serán revisadas para saber si se encuentran o no funcionando correctamente. Los rayos x se utilizan de forma frecuente para detectar signos de enfermedad en los huesos, fracturas o artritis así como las condiciones de la espina dorsal. Después de la primera visita, cualquier tratamiento comenzará tan pronto como el paciente sepa el diagnóstico del quiropráctico. Si se decide que la terapia quiropráctica no será de ningún beneficio el paciente será advertido.

Para el tratamiento se debe utilizar ropa interior y/o una bata, el paciente se acostará, sentará o estará de pie en un sillón especialmente diseñado. Los quiroprácticos utilizan sus manos hábilmente para dar efecto a las diferentes formas de manipulación. Por ejemplo si se decide que la manipulación es necesaria para tratar una articulación lumbar adolorida, el paciente requerirá acostarse de lado. La parte superior e inferior de la espina se rotarán manualmente en direcciones opuestas. Esta manipulación tendrá el efecto de bloquear parcialmente la articulación que se está tratando y la parte superior de la pierna normalmente será flexionada para ayudar en el procedimiento. La vértebra ubicada inmediatamente debajo o por encima de la articulación será sentida por el quiropráctico y la combinación de la posición del paciente acostado junto con la leve presión aplicada por parte del quiropráctico moverá la articulación hacia una extensión más allá del movimiento normal. Entonces, sobre la vértebra se aplicará un rápido empujón que resultará en un movimiento de extensión más allá de lo normal asegurando que el uso completo de la articulación sea recuperado. De esta forma los músculos que rodean la articulación son repentinamente extendidos, lo que lleva a un efecto de relajación del músculo de la espina que trabaja sobre la articulación. Esta alteración debería causar que la articulación pueda ser utilizada de forma natural y no debería existir dolor durante el procedimiento.

Tras el tratamiento pueden existir una variedad de efectos a sentir –algunos pacientes pueden sentirse inflamados o rígidos, o con malestar durante algún tiempo después del tratamiento, mientras que otros dejarán de sentir dolor inmediatamente. En algunos casos se pueden requerir múltiples tratamientos, tal vez cuatro o más, antes de obtener mejora alguna. Finalmente, los problemas que han venido complicando a un paciente durante un periodo de tiempo considerable (crónicos) necesitarán más terapia antes de que algún cambio ocurra rápidamente.

Existen muy pocos quiroprácticos en el Reino Unido (aunque este número va en aumento), a pesar de esto se mantiene un contacto y relación entre ellos y los doctores tradicionales. La quiropráctica está generalmente aceptada como un remedio efectivo para problemas musculares y óseos y la mayoría de los doctores aceptarían el diagnóstico y tratamiento de un quiropráctico, a pesar de que el tratamiento para otro tipo de enfermedades tales como diabetes o asma, no podrían ser vistos de la misma forma.

Capítulo 20

Osteopatía craneal

La osteopatía craneal es una refinada y sutil rama de la osteopatía (ver **Osteopatía,** página 208) que se concentra en la cabeza aunque también ayuda a aliviar el estrés y tensión que hubiera en el cuerpo. Un osteópata craneal es capaz de utilizar sus dedos y sentir el sutil movimiento craneal llamado ritmo o movimiento involuntario del fluido cerebroespinal que está presente en el cerebro y espina dorsal.

Estrés y desórdenes en cualquier parte del cuerpo pueden interrumpir el ritmo craneal causando bloqueos que pueden ser de una mínima amplitud y que precisamente un osteópata craneal es capaz de detectar. Los practicantes comparan el ritmo craneal de los pacientes con uno que es considerado ideal. William G. Sutherland fue el primero en describir el ritmo craneal en 1920 e investigaciones posteriores en los años sesentas y setentas han arrojado más información acerca de su funcionamiento.

La osteopatía craneal implica la aplicación de una leve presión sobre las uniones craneales y se puede utilizar en personas de todas las edades desde niños muy pequeños hasta adultos mayores. El objetivo es remover cualquier bloqueo o irregularidad en el flujo del ritmo craneal, aliviando así el problema o desorden que haya llevado a la persona a la búsqueda del tratamiento.

Capítulo 21

Herbolaria

La naturaleza de la herbolaria

En algunas ocasiones la herbolaria es difamada como una serie de remedios caseros que se utilizan en forma de moda placebo para ciertos síntomas, siempre y cuando la dolencia no sea muy seria y siempre y cuando exista algún químico poderoso para suprimir cualquier "síntoma real". A menudo, sin embargo, nos olvidamos de que la medicina botánica ofrece un sistema completo de cura y prevención de enfermedades. Ésta es la forma de medicina más antigua y natural que existe. Existe un récord de eficacia a través de los siglos y del mundo entero. Debido a que la medicina herbolaria es medicina holística, es un hecho que es capaz de detectar más allá de los síntomas algún desequilibrio sistémico. Cuando es aplicada hábilmente por una persona capacitada, la herbolaria ofrece una solución real y duradera a problemas muy concretos, algunos de ellos son intratables con la farmacéutica.

Los orígenes e historia de la herbolaria

Primeras civilizaciones

Se dice que la utilización de plantas medicinales es tan antigua como el hombre. En las primeras civilizaciones, la comida y la medicina estaban ligadas y muchas plantas se comían debido a sus saludables propiedades. En el antiguo Egipto, los esclavos comían una ración diaria de ajo para ahuyentar cualquier tipo de fiebre o infecciones que eran muy comunes en ese tiempo. Los primeros récords de los beneficios y propiedades fueron compilados por los antiguos egipcios –la mayoría de nuestro conocimiento y utilización de hierbas nos remonta a los sacerdotes egipcios quienes practicaban la herbolaria. Los registros de hierbas medicinales datan de 1500 a.C, incluyendo la alcaravea y la canela.

Los antiguos griegos y romanos también utilizaban la herbolaria y conforme invadían diferentes tierras sus doctores encontraban nuevas hierbas e introducía las suyas tales como el romero y la lavanda. En la Bretaña el uso de hierbas se desarrolló junto con el establecimiento de los monasterios alrededor del país, en donde cada uno tenía su jardín de hierbas para tratar tanto a los monjes como a la gente local. Se piensa que en algunas áreas como Gales y Escocia los druidas y algunos otros celtas curanderos tenían una tradición oral de la herbolaria y la medicina era mezclada con la religión y el ritual.

Las primeras publicaciones

Con el paso del tiempo, los curanderos y su conocimiento llevaron a la redacción de la primera base de "herbolaria", la cual rápidamente tomó importancia y se distribuyó a la llegada de la imprenta en el siglo XV. John Parkinson de Londres escribió una lista de hierbas útiles alrededor de 1630.

Muchos herboristas establecieron su propia botica, incluyendo al famoso Nicholas Culpepper (1616-1654) cuyo trabajo más famoso es *El herbolario completo y físico inglés ampliado,* publicado en 1649. Más tarde Henry Potter inició su negocio surtiendo hierbas y negociando sanguijuelas. Para este momento existía un montón de conocimiento y folclor acerca de la herbolaria que estaba disponible desde Gran Bretaña, Europa, Oriente Medio, Asia y América. Esto llevó a que Henry Potter escribiera *La enciclopedia de medicina botánica y preparaciones de Potter,* la cual se publica hasta estos días.

El declive de la herbolaria

Fue en este periodo cuando la popularidad de la medicina científica convencional ganó popularidad y mandó a la herbolaria a su declive. Aún así en las áreas rurales continuaban prosperando el folclor de la herbolaria en sus prácticas y tradiciones. En el año de 1864 se fundó la Asociación (más tarde Instituto) de los Médicos Herboristas con el fin de formar médicos herboristas practicantes y mantener los estándares de la misma. Desde 1864 hasta los inicios del siglo XX, el Instituto luchó contra los intentos de prohibir la medicina herbolaria y con el tiempo el interés de la gente en la herbolaria fue creciendo, particularmente en los últimos 20 años.

Este movimiento alejado de los medicamentos sintéticos se debe en parte a los efectos secundarios posibles, mala publicidad y en algunas instancias, a la desconfianza en el sector médico y farmacéutico. La apariencia natural de los remedios herbales los llevó a tener mayor apoyo y popularidad. Las hierbas de América se han incorporado a los remedios comunes y la investigación científica de las hierbas y sus ingredientes activos han confirmado su poder curativo y han ampliado la gama de hierbas medicinales utilizadas hoy en día.

La importancia de la medicina herbolaria hoy en día

La medicina herbolaria puede considerarse como el precursor de la farmacología moderna y hasta hoy continúa como un método efectivo y natural para tratar y prevenir enfermedades. De manera global, la medicina herbolaria se practica comúnmente de 3 a 4 veces más que la medicina convencional.

En ningún otro lugar como en el sistema nervioso es más evidente la eficacia de la herbolaria. Estrés, ansiedad, tensión y depresión están íntimamente relacionados con la mayoría de las enfermedades. Muy pocos practicantes de la salud dudarían acerca de la influencia de la ansiedad nerviosa en patologías. La tensión nerviosa es conocida entre los doctores por contribuir a la úlcera duodenal y gástrica, colitis ulcerosa, el síndrome del intestino irritable y muchas otras patologías relacionadas con el intestino.

Fisiológicamente sabemos que cuando una persona está deprimida la secreción del ácido clorhídrico –uno de los principales jugos gástricos digestivos– se reduce haciendo así menos eficiente la digestión y absorción. Por otro lado, la ansiedad lleva a una liberación de adrenalina que estimula la sobreproducción del ácido clorhídrico, lo cual resulta en un estado de acidez que podría exacerbar el dolor de una úlcera inflamada. De hecho, cuando el sistema nervioso voluntario (nuestra ansiedad consciente) interfiere con el proceso autonómico (la regulación nerviosa automática que estando saludable nunca se hace consciente), resulta en enfermedad.

Los herboristas confían en que su conocimiento sobre remedios botánicos pueda rectificar este tipo de disfunciones humanas. Los médicos herboristas tratarían un problema recurrente de la piel utilizando "alternativas" específicas para el problema en la piel, aunque también aplicarían estimulantes circulatorios para ayudar a remover las toxinas del área con remedios para reforzar la eliminación de otros órganos como el hígado o riñones. Una vez en este tratamiento natural, alejado de efectos secundarios, el paciente se puede sentir seguro y tranquilo quizás por primera vez en mucho tiempo.

Curiosamente, éste es un tipo de acercamiento que un médico ortodoxo jamás ha seguido. En su caso, el tratamiento de problemas de piel involucra la eliminación de síntomas con esteroides. No obstante, el uso de antiestamínicos convencionales y benzodiacepinas a menudo alcanza un menor beneficio a largo plazo en el paciente debido al agobio que producen o efectos secundarios tales como mareo, aumento de toxicidad y dependencia al medicamento. Por otra parte, ya que las hierbas son sustancias orgánicas y no están hechas de moléculas sintéticas poseen una gran afinidad con el organismo humano; son extremadamente eficientes en equilibrar el sistema nerviosos.

El restablecer un sentimiento de bienestar y relajación es necesario para una buena salud y el proceso de autocuración. Es necesario que la elección del tratamiento esté basada en una evaluación completa de salud y en la experiencia y formación del médico herbolario. Después de esto, el herborista preparará y recetará los remedios herbales a aplicar de distintas formas como infusiones, tés, supositorios, inhalaciones, lociones, tinturas, tabletas y píldoras. Muchos de estos remedios están disponibles para su uso en casa y se pueden conseguir con químicos, tiendas de salud o pedidos por Internet.

Formas de las preparaciones herbolarias

CÁPSULA A, esta cápsula es un contenedor de gelatina para guardar aceites o bálsamos que de otra forma sería muy difícil manipular para su administración debido a su desagradable sabor y olor. Por ejemplo, se utiliza para el aceite del hígado de bacalao y aceite de castor.

DECOCCIÓN A, una decocción se prepara echando raíces, corteza de tierra, cortes y molidos de hierbas en una olla (no de aluminio) con agua fría. Todo se hierve durante 20 o 30 minutos, se deja enfriar, se cuela y se bebe cuando aún está tibio.

PREPARACIÓN A BASE DE HIERBAS, una preparación a base de hierbas puede ser una compresa o una pomada. La compresa se hace de tela o algodón remojado en aguas herbales calientes o frías, mientras que la pomada se hace con hierbas frescas o secas. Las hierbas molidas frescas se aplican directamente en el área afectada y las hierbas secas se hacen una pasta con agua y se ponen en una gasa en el área requerida. Las dos preparaciones son muy efectivas para aliviar dolores leves como la inflamación de la piel y tejidos.

INFUSIÓN, la infusión es un líquido hecho de raíces molidas, corteza, hierbas o semillas que se pone a hervir en agua con hierbas y se deja reposar de 10 a 30 minutos, en algunas preparaciones hay que estar removiendo. El líquido que resulta se cuela y se utiliza. Las infusiones frías se pueden utilizar si los principios activos de la hierba se pueden obtener sin calentar. Hoy en día las infusiones son empaquetadas en bolsas de té.

EXTRACTO LÍQUIDO, si se hace bien el extracto líquido es el fluido más concentrado que se puede obtener de una hierba, lo que lo hace tan popular y conveniente. Cada hierba se trata de diferentes formas según las propiedades de la misma, por ejemplo filtración fría, alta presión y por calor al vacío. Normalmente estos extractos tienen un gran valor dentro de los remedios caseros.

PESARIO, el pesario es algo similar a un supositorio, sólo que se utiliza en pacientes mujeres para aplicar la preparación en las paredes de la vagina y cérvix.

PÍLDORA, la píldora es probablemente la más conocida y utilizada de las preparaciones herbolarias. Normalmente está compuesta de extractos concentrados y alcaloides junto con otros fármacos crudos. Las píldoras se recubren con azúcar o cualquier otro sabor agradable que se disuelve rápidamente en el estómago.

EXTRACTO SÓLIDO, el extracto sólido se prepara a través de la evaporización de los jugos frescos o infusiones fuertes de las hierbas hasta la consistencia de la miel. También se puede preparar con una tintura base de alcohol. Sobre todo se usa para producir píldoras, yesos, ungüentos y tabletas comprimidas.

SUPOSITORIO, el supositorio es un pequeño cono con extractos de hierbas fácilmente soluble, se utiliza para la aplicación de medicamentos en el recto. Es muy eficaz en el tratamiento de hemorroides.

TABLETAS, una tableta es un comprimido de drogas. Es muy fácil de administrar y actúa rápidamente mientras se disuelve en el estómago.

TINTURA, la tintura es la forma más utilizada en la herbolaria. Está basada en alcohol ya que remueve ciertos principios activos de las hierbas que no se disolverían en agua ni al calor. La tintura produce concentrados muy duraderos y sólo se tienen que tomar pequeñas dosis para obtener buenos resultados. La hierba molida o picada se coloca en un contenedor con 40% de alcohol, tales como vodka o ginebra y se deja por 2 semanas. Después la tintura se decanta en un frasco oscuro y se sella antes de usarla.

Preparaciones herbolarias para dolores de cabeza

Las preparaciones útiles para dolores de cabeza y estrés deben de contener:

ANÉMONA, (*Anemone nemorosa*)
Nombre común: ranúnculos, olor a zorro.
Se encuentra: en bosques y matorrales del Reino Unido.
Partes que se utilizan: la raíz, hojas y jugo.
Usos medicinales: esta planta se utiliza ahora mucho más que antes. Es buena para dolores de cabeza, letargo e inflamación de ojos.
Se administra: en decocción, hojas y raíces frescas, ungüento.

MELISA (*Melissa officinalis*)
Nombre común: toronjil, citronela, hoja de limón.
Se encuentra: en jardines comunes del Reino Unido, fue naturalizada en el sureste de Inglaterra hace muchos años.

Partes que se utilizan: la hierba.
Usos medicinales: como carminativa, diaforético, febrífugo. Se puede preparar en un té helado para pacientes con fiebre y también es utilizada junto con otras hierbas para curar resfriados y fiebre.
Se administra: como infusión.

Cayena (*Capsicum mínimum, Capsicum frutescens*)
Nombre común: pimienta roja, chile en polvo, pimiento de cayena.
Se encuentra: nativa de Zanzibar, ahora se cultiva en casi todos los países tropicales, por ejemplo Sierra Leona, Japón y Madagascar.
Partes que se utilizan: el fruto, ya sea fresco o seco.
Usos medicinales: estimulante, tónico, carminativa, rubefaciente. Podría ser el más puro y mejor estimulante de la herbolaria. Produce calor natural, ayuda a la circulación y agiliza el tránsito lento intestinal y estomacal. Se dice que si la cayena se combina con otros tónicos previene enfermedades como la gripe y fiebres.
Se administra: como fruta pulverizada, tintura, cápsulas, producto dietético.

MANZANILLA (*Anthemis nobilis*)
Nombre común: manzanilla romana, manzanilla común.
Se encuentra: planta pequeña a lo largo del Reino Unido.
Partes que se utilizan: las flores y la hierba. Sus activos principales son un aceite volátil, ácido antémico, acido tánico y glucosida.
Usos medicinales: tónico, estomático, anodino y antiespasmódico. Una infusión de manzanilla es un excelente remedio en mujeres con problemas nerviosos así como también la emenagoga. La manzanilla tiene un poderoso sedante que es inofensivo. La tintura se usa para curar la diarrea en los niños y se usa como purga para prevenir dolores. De forma externa se puede utilizar como pomada sola o mezclada con otras hierbas para aliviar dolores,

hinchazón, inflamación y neuralgia. Sus grandes propiedades antisépticas la hacen valiosa para reducir una hinchazón en la cara causada por abscesos o heridas. En forma de loción las flores son muy buenas para resolver dolores de dientes y oído. La hierba se utiliza para la fabricación de cervezas herbales. El uso de la manzanilla se remonta a la época de los antiguos egipcios, quienes dedicaban la planta al sol por su extenso poder curativo.
Se administra: como decocción, infusión, extracto fluido y aceite esencial.

MATRICARIA (*Chrysantemun parthenium*)
Nombre común: manzanilla de Aragón, magarza, manzanilla loca.
Se encuentra: en los plantíos salvajes de muchas áreas de Europa y el Reino Unido.
Partes que se utilizan: la hierba.
Usos medicinales: como laxante, carminativa, amargo, estimulante y emenagoga. Es utilizada como tónico en momentos de histeria, nervios y desánimo. La decocción es buena en casos leves de tos, silbidos en el pecho y dificultad para respirar. El dolor de oído se puede aliviar con una infusión fría, mientras que la tintura de matricaria es buena para aliviar dolores e hinchazón causados por piquetes de bichos. Esta hierba se planta alrededor de viviendas para purificar el ambiente y alejar enfermedades. Hoy en día se usa para prevenir migrañas leves o dolores de cabeza.
Se administra: como infusión caliente o fría, pomada, tintura y decocción.

MEJORANA (*Origanum vulgare*)
Nombre común: mejorana o mayorana.
Se encuentra: generalmente en Asia, Europa y el norte de África y Reino Unido.
Partes que se utilizan: la hierba y el aceite volátil.
Usos medicinales: el aceite tiene cualidades estimulantes,

carminativas, diaforéticas, tónico leve y emenagoga. En forma de infusión caliente se usa para producir transpiración y sacar las ronchas del sarampión así como para aliviar espasmos, cólicos e indigestión. El aceite se utiliza de forma externa en un algodón sobre el área de dolor. La hierba seca se hace pomada para hinchazón, reumatismo y cólicos. La infusión fría aliviará el dolor de cabeza por nervios.
Se administra: aceite esencial, pomada e infusión.

ROMERO (*Rosmarinus officinalis)*
Nombre común: romero y planta polar.
Se encuentra: es originario de las montañas secas del Mediterráneo, de España, al oeste de Turquía. Existe un jardín común en el Reino Unido desde antes de la conquista Normanda.
Partes que se utilizan: la hierba y raíz. El aceite de romero se destila de la parte alta de la planta y se utiliza como medicina. El romero contiene ácido tánico, un principio amargo, resina y aceite volátil.
Usos medicinales: tónico, astringente, diaforético, estimulante. El aceite esencial es estomático, nervino y carminativo y cura diversos dolores de cabeza. Sobre todo se aplica de forma externa como loción, ya que sirve para prevenir la calvicie y caspa. El aceite también se puede usar sobre alguna tela como fragancia y estimulante. El té de romero quita los dolores de cabeza, cólicos, resfriados y enfermedades nerviosas, así como también puede ayudar en depresiones nerviosas.
Se administra: infusión, aceite esencial y loción.

RUDA (*Ruta graveolens)*
Nombre común: hierba de gracia y ruda.
Se encuentra: en el sureste de Europa y la introdujeron al Reino Unido los romanos.
Partes que se utilizan: la hierba. Ésta está cubierta de glándulas llenas de aceite volátil que está compuesto de me-

tilnonilcetona, limoneno, pineno, una sustancia cristalina llamada rutina y diversos ácidos. La planta también contiene muchos alcaloides como la fragaria y arborinina.
Usos medicinales: estimulante, espasmódico, emenagoga, irritante, para frotar. Esta es una hierba muy poderosa y su consumo debe ser mínimo. Se usa para la tos, cólicos, flatulencias, histeria y especialmente para los ojos cansados y dolores de cabeza causados por el esfuerzo de la vista. El químico rutina refuerza los vasos sanguíneos y ayuda a las venas varicosas. En China la rutina se utiliza específicamente para mordeduras de víboras o insectos. La pomada de rutina es efectiva para la gota, dolores de reumas, tirones de tendones y dolores por congelamiento. Las hojas molidas suavizan la piel y pueden mejorar la ciática. Esta hierba no se debe utilizar en el embarazo ni el aceite volátil, los alcaloides y cumarinas de la planta estimulan el útero promoviendo el sangrado menstrual. Al masticar una planta fresca rápidamente puede desaparecer el dolor de cabeza, mareo y espasmos de histeria.
Se administra: como hoja fresca, aceite volátil, ungüento, infusión, decocción y té.

VALERIANA (*Valeriana officinalis*)
Nombre común: valeriana común, valeriana de las boticas.
Se encuentra: en toda Europa y al norte de Asia. En Inglaterra se encuentra en matorrales pantanosos, orillas de los ríos y zanjas.
Partes que se utilizan: la raíz que contiene aceite volátil y dos alcaloides llamados caterine y valeriana dentro de muchos otros compuestos desconocidos.
Usos medicinales: una poderosa nervina, estimulante, carminativa, anodina y antiespasmódica. El jugo fresco se utiliza como narcótico para el insomnio y como un anticonvulsivo para la epilepsia. El aceite de la valeriana se usa contra el cólera y para el fortalecimiento de la vista. Durante la segunda guerra a los civiles se les daba una

compresa con hierbas de valeriana para mitigar los efectos del estrés por los ataques aéreos y fortalecer la salud. *Se administra:* extracto sólido y líquido, tintura, aceite y jugo.

Bebidas tranquilizantes a base de hierbas

Leche tibia con miel

Un vaso de leche tibia con miel es muy bueno a la hora de dormir, podría incluir un poco de canela. Esto te relajará y evitará el insomnio.

Té de lúpulo

Tres conos o cabezas de lúpulo en agua hirviendo son extraordinarios para la tensión, insomnio y ansiedad.

Un té de hierbas relajantes para mantener el equilibrio

25 g (1 oz) de cada una, flores de manzanilla secas, flores de lima, flores de hibiscus y flores de caléndula
15 g (1/2 oz) de cada una, menta seca, hojas y verbena
1 cucharadita de semillas de fenogreco
100 g (4 oz) de té negro Lapsang Souchong

Mezclar todos los ingredientes y guardar en un recipiente oscuro y hermético.

Poner una cucharadita (300 g) en agua hervida y dejar la infusión por 5 minutos antes de colar y servir con una rebanada de limón y una cucharada de miel si se quiere.

Una taza en la mañana y otra en la tarde proveerán un sentimiento de bienestar.

Otro té tranquilizante, especialmente bueno para los nervios

1 cucharadita de cada una, raíz de valeriana rayada y menta seca
½ cucharadita de manzanilla seca y flores de lavanda
600 ml de agua hervida

Hacer una infusión de todos los ingredientes secos por 15 minutos, después colar y tomar un vaso 3 veces al día por una semana.

Dos tés para la depresión

Se pueden sorber:

2 cucharaditas de diente de león y 1 cucharadita de infusión de albahaca
o
2 cucharaditas de ortiga e infusión de albahaca y melisa.

Té tónico para aliviar el estrés y la ansiedad

1 cucharada de cada una, diente de león y tapas de ortiga
1 cucharadita de cada una, grosellas negras frescas y hojas de borraja
600 ml de agua hervida

Remojar todas las hierbas verdes por 5 minutos, colar, beber con limón y miel.

Capítulo 22

Homeopatía

El enfoque homeopático

El objetivo de la homeopatía es curar la enfermedad o desorden tratando a la persona desde un todo en lugar de sólo los síntomas. De aquí, que el enfoque de la homeopatía sea holístico y el estado general de salud del paciente, ya sea emocional o psicológico sea tomado en cuenta. El homeópata observa los síntomas que el paciente desea que le curen, aunque también se toma el tiempo de ver otras señales o indicaciones de la enfermedad que el paciente les quita importancia. La razón de esto es que la enfermedad es un signo de desequilibrio o desorden en el cuerpo. Se cree que "el todo" de una persona determina, en gran medida, el tipo de desórdenes que un paciente es propenso a sufrir o los síntomas que suele padecer. Un tratamiento homeopático debe ser adecuado tanto para los síntomas como para las características y temperamento del paciente. De aquí, que dos pacientes con la misma enfermedad puedan ser recetados con remedios diferentes de acuerdo a la naturaleza de cada uno. También un remedio podría ser utilizado para tratar diferentes tipos de síntomas o malestares.

Semejante cura lo semejante

Los remedios homeopáticos están basados en el principio de que "semejante cura lo semejante", antigua filosofía que data del siglo XV a.c. formulada por Hipócrates. A principios de

1800 el doctor Samuel Hahnemann fue atraído por esta filosofía, él creía que la práctica de la medicina era demasiado dura y tendía a obstaculizar más que a curar. Samuel Hahnemann observó que un tratamiento para la malaria, basado en extracto de corteza de quina (quinina), de hecho producía síntomas de la enfermedad en una persona sana que tomaba pequeñas dosis de esto. Estudios posteriores convencieron al doctor de que si el cuerpo producía síntomas era su forma de combatir la enfermedad. De aquí que dar una pequeña dosis de sustancia que estimule la producción de síntomas de una enfermedad en una persona sana podría utilizarse para curar a alguien enfermo. Hahnemann dirigió numerosos ensayos (llamados "pruebas"), dónde suministraba pequeñas dosis de sustancias a personas sanas y anotaba los síntomas que les producían. Eventualmente, este tipo de remedios diluidos les fueron dados a personas con enfermedades, resultando en ocasiones muy alentador.

Remedios homeopáticos

La homeopatía moderna está basada en los estudios de doctor Hahnemann, las medicinas derivan de una planta, un mineral o fuentes animales y se utilizan en cantidades extremadamente diluidas. De hecho, se piensa que las propiedades curativas se realzan con cada dilución ya que las impurezas que podrían causar efectos no deseados se eliminan. Las sustancias que se usan en la homeopatía primero se remojan en alcohol para extraer sus ingredientes esenciales. La primera solución llamada "tintura madre", es diluida sucesivamente ya sea en factores de diez (llamados "escala decimal" y designada X) o 100 (la "escala centesimal" y designada C). Cada dilución es agitada vigorosamente antes de hacer otras, se piensa que esto hace más fuertes las propiedades y que las impurezas se remueven. A la agitación de cada dilución se le llama energizar o "potencializar" la medicina. Las medicinas están hechas en pequeñas tabletas, ungüentos, soluciones, polvos, supositorios, etc. Los remedios de mayor potencia (es decir más diluidos) se utilizan para síntomas más severos y menor potencia (menos diluidos) para los más leves.

El punto de vista de la homeopatía es que durante el proceso de curación, los síntomas se redirigen a los sistemas del cuerpo de los más importantes a los menos importantes. También se cree que el curarse va de las partes internas del cuerpo a las externas y que los síntomas más recientes desaparecen primero, a esto se le conoce como "ley de la dirección de la cura". En algunas ocasiones, los síntomas empeoran al principio del tratamiento, pero esto dura poco tiempo y se le conoce como "crisis de la curación". Esto se toma como indicador de que ha habido un cambio y pronto mejorará. Normalmente con un remedio homeopático la mejoría se nota bastante rápido, aunque depende de la potencia del remedio, la naturaleza de la enfermedad, la salud, edad y estado general del paciente.

Tabla de potencias para medicamentos homeopáticos

Escala centesimal	
1C = 1/100	(1/1001) de tintura madre
2C = 1/ 10 000	(1/1002) de tintura madre
3C = $^1/_1$ 000 000	(1/1003) de tintura madre
6C = $^1/_1$ 000 000 000 000	(1/1006) de tintura madre
Escala decimal	
1X = 1/10	(1/101) de tintura madre
2X = 1/100	(1/102) de tintura madre
6X = $^1/_1$ 000 000	(1/106) de tintura madre

Tratamiento

La primera consulta homeopática suele durar una hora, de esta forma el especialista puede obtener un cuadro completo de la historia médica y circunstancias personales. Basado en esta información, el doctor determinará el remedio y la potencia (normalmente es 6C). Las consultas subsecuentes son más cortas ya que se conoce la forma de administrar el medicamento. Es conocido que el tratamiento homeopático es seguro y no adictivo, aunque tiene regulaciones legales que deben ser obtenidas de fuentes reconocidas.

Medicinas homeopáticas para dolores de cabeza

Los tratamientos homeopáticos se pueden conseguir en cualquier mostrador, aunque es preferible buscar ayuda con algún médico practicante. Las dosis y preparaciones pueden estar variando así como las combinaciones o frecuencia. Las siguientes medicinas homeopáticas son sugeridas para dolores de cabeza y migraña.

BELLADONA, es para pacientes con dolores de cabeza palpitantes y sensibilidad a la luz y ruido.

NUX VOMICA, es remedio muy común para dolores de cabeza relacionados con detonantes como la comida y alcohol.

SILICEA, para dolores de cabeza detonados por problemas hormonales, esfuerzo u orgasmos.

IGNACIA, para dolores de cabeza relacionados con la depresión y pesar.

ÁRNICA, recomendada para dolores de cabeza por golpes o lesiones.

IRIS, para migrañas intensas especialmente aquellas con aura y problemas de visión.

SPIGELIA, para punzantes e intensos dolores de cabeza.

LACHESIS, para migrañas agudísimas con dolor normalmente del lado izquierdo.

SANGUINARIA, para migraña normalmente con dolor de lado derecho de la cabeza con dolorosa sensibilidad a la luz y ruido.

Capítulo 23

Meditación y yoga

Meditación

La meditación es el arte de trascender todos los días a través de procesos –aunque sea tan sólo por un periodo corto de tiempo, en donde nuestras mentes brevemente escapan de la tiranía y preocupación, y comenzamos a tener un sentido de quiénes somos en verdad y qué queremos en realidad. La meditación también tiene beneficios físicos. Al permitirnos entrar en esa calma interior, nos ayudamos a liberar tensión y a aliviar el estrés que cada vez está más ligado a enfermedades físicas tales como dolores de cabeza, migraña y presión arterial alta. La medicina del comportamiento nos entrena a estar cada vez más alertas del poder de nuestras mentes y emociones en nuestra salud y a utilizar este poder para aliviar dolores y mejorar nuestra calidad de vida.

En su forma más sencilla, la meditación no es más que el permitir que nuestra mente sea arrullada por una sensación de repetición –olas en el mar, pensar en el agua de una fuente, repetir una palabra o sonido una y otra vez y en ciertas ocasiones algo tan mundano como el sonido de una maquinaria. Cualquiera de éstos, o el que escojas, puede ser en lo que te concentres para aliviar dolores y así mandar la ansiedad y preocupación lejos por un rato. Seguramente todos hemos hecho esto de manera natural: te has quedado viendo una puesta de sol y te has sentido absorbido por los colores, o a lo mejor te ha seducido el golpeteo de las olas en la orilla del mar y el calor del sol. Los niños son mejores en esto que los adultos. Piensa en un niño, ¿cómo se inclina sobre una pintura, o cuántas veces les tienes que llamar antes de que venga porque su comida está servida? El niño no está ignorándote, simplemente está inmerso en lo que está haciendo como para ser distraído por algo o alguien. Así de simple, la meditación es tú-tiempo en su forma más pura.

La meditación jamás debe utilizarse en lugar de un tratamiento. Cualquiera que sufra de una depresión o alguna enfermedad leve mental, primero debe visitar a su doctor antes de empezar a meditar.

La meditación *no* es:

- Autohipnosis –la cual requiere del paciente en un estado semiconsciente. La meditación es "el aquí y el ahora" y su objetivo es lograr que el que está meditando "viva el momento".
- Relajación –que es esencialmente pasiva, mientras que la meditación es poner la mente activa concentrada en algo. Mientras que la meditación intenta trascender los procesos normales de pensamiento, la relajación fomenta los patrones de pensamiento. Sin embargo, la meditación puede ser de gran ayuda para la relajación, y la relajación un gran medio para la meditación.
- Necesariamente apegada a una religión –a pesar de que la meditación es usada en todas las religiones, ésta no pertenece específicamente a ninguna, no hay necesidad de estar ligado a ninguna religión. La meditación puede ser una experiencia tan positiva y espiritual tanto para un ateo como para un budista.
- Concentración –que podría ser un medio para obtener trascendencia pero no es el objetivo del ejercicio. Concentrarse sólo significa aclarar la mente de cualquier otro pensamiento. El objetivo de tu concentración no es lo importante en sí, de hecho, por esta misma razón muchos meditadores buscan palabras sin sentido en las cuales concentrarse.

La meditación es frecuentemente prescrita por los doctores holísticos, hoy en día ésta cuenta con un montón de evidencia científica la cual prueba sus enormes beneficios en la salud física. Aquellos que meditan con frecuencia opinan que lleva a una liberación de tensión y pensamientos negativos, mientras que también se sumergen en esa paz interior. Este sentimiento de bienestar brinda beneficios físicos, la meditación regular elimina o reduce el estrés y reduciendo el estrés la meditación puede mejorar migrañas y dolores de cabeza, reduce la presión arterial alta, ayuda al corazón y a aliviar dolores.

La meditación también se puede usar para administrar el dolor y el dolor se puede volver el punto de tu concentración. Primero hay que localizar y sentir la intensidad del dolor, después hay que dibujarlo como una identidad lo cual lo hace diferente de sí mismo. De esta forma el dolor puede ser sentido como no intrínseco a esta persona, no tan fuerte como la persona y conquistable por la persona. La meditación además de beneficiar al paciente en hacer menos incómodo su dolor, lo puede llenar de energía.

La necesidad de un maestro

Como en todas las cosas que valen la pena, la mejor forma de aprender a meditar es con alguien que conoce de esto. Un buen maestro debe estar calificado, ser compasivo, experto, paciente, sincero y receptivo. La persona que te guíe será establecida como un maestro religioso, un rabino o cura, sin importar si perteneces a alguna religión o no. Además de grandes maestros de religión existen grandes maestros calificados.

Algunas personas prefieren no tener maestros, o son incapaces de encontrar quién les satisfaga; en lugar de él toman la información de libros, lecturas, retiros y cursos. Existe un gran número de libros religiosos, de todas las fes, que enseñan el arte de la meditación; también hay muchos audios y videos cuyo objetivo es incrementar el número de personas que se inician en la meditación ya sea por salud o razones espirituales.

El practicar regularmente la meditación en conjunto con algunas posturas de yoga y ejercicios de respiración inducirán un marco más positivo en la mente para tu vida diaria así como también ayudarán a relajar la tensión, el estrés y aliviarán dolores. Antes de profundizar más en el acto de meditar, en la siguiente sección damos un vistazo al yoga y el rol que puede jugar en términos de "postura" o posición que elijas para meditar, así como también su rol en prevención de dolores de cabeza, especialmente los que son causados por tensión en el cuello.

Yoga

Detén lo que estás haciendo. Párate, toma un gran respiro y haz un gran estiramiento. Párate en tus dedos de los pies y llega lo más alto posible estirando tus manos hacia el cielo, extendiendo tus dedos de la mano. Exhala despacio y lentamente regresa a tu postura habitual. ¿No se siente bien? ¿Sentiste que los músculos de tus piernas y brazos se relajaron y luego se llenaron de energía? ¿Acaso te pareció que tu mente tomó por un momento un respiro fuera de las preocupaciones y pensamientos del día? Si la respuesta es sí, entonces estás comenzando a sentir los beneficios del yoga.

El yoga es un sistema de ejercicios diseñado para infundir un sentido de tranquilidad y bienestar al practicante. Sus orígenes están perdidos en la neblina del tiempo, aunque las estimaciones sugieren que se ha practicado en la India desde hace 5,000 años. El Hata yoga se enfoca en enseñar técnicas de control físico del cuerpo a través de las posturas conocidas como "asanas" y las técnicas de respiración se llaman "pranayama". Las asanas dan al cuerpo elasticidad y benefician al sistema neuromuscular, cada postura combina agudeza mental, técnicas de respiración y un movimiento específico del cuerpo. El pranayama construye la energía del cuerpo.

Las posturas de yoga liberan tensión en el cuello y hombros, incrementan la circulación a la cabeza, estimulan el sistema nervioso y alivian dolores; los ejercicios de respiración del yoga calman la mente y reducen el estrés y la ansiedad. Una sesión diaria de yoga podría ayudar a prevenir dolores de cabeza por tensión y algunas posturas podrían aliviar un dolor de cabeza que ya haya comenzado. Así como en la meditación, en yoga un buen maestro es invaluable y tiene la capacidad de sugerir las posturas correctas para prevenir los dolores de cabeza y también para aliviar el dolor una vez que comenzó.

La respiración del yoga

La respiración del yoga se llama pranayama. *Prana* significa "respiro de vida" y *ayama* significa "intervalo", así que combinadas significan "la interrupción de la respiración". La forma en que respiramos está intrínsecamente relacionada a nuestro sentimiento de bienestar y a nuestras emociones. Cuando estamos asustados o muy estresados comenzamos a tomar respiros muy cortos y rápidos, cuando estamos relajados o durmiendo nuestra respiración se vuelve mucho más lenta y profunda. Estos dos procesos son completamente involuntarios y son causados debido a las señales mandadas por el cerebro a nuestro cuerpo. Una respiración corta no nos hace daño, esto sólo significa que estamos utilizando una fracción de la capacidad de nuestros pulmones y con esto no estamos suministrando adecuadamente los músculos y órganos, vía la sangre con suficiente cantidad de oxígeno fresco. Esto termina en que esos músculos y órganos no sean capaces de funcionar adecuadamente.

Intenta tomar un gran respiro ahora. ¿Sientes que estás tomando más aire de lo normal? ¿De repente te sientes más alerta que hace un momento? El hecho es que sí, la falta de oxígeno en el torrente sanguíneo nos hace sentir cansados y propensos a dolores de cabeza. Por eso es que cuando estamos cansados bostezamos, el bostezo es la forma del cuerpo de tomar más aire. Funciona igual que un termostato que detona un golpe extra de energía en un sistema de calentamiento cuando la temperatura baja de cierto nivel.

El respirar correctamente puede hacer una gran diferencia en nuestra manera de sentirnos. Algunos respiros profundos pueden ayudar en casos leves de indigestión, pueden despertarnos o ayudarnos a dormir. Recientemente se ha descubierto que el tocar la gaita, la cual requiere de grandes esfuerzos de respiración, puede ayudar a curar el asma; esto es porque la profunda respiración incrementa la capacidad en los pulmones y de aquí que ayude al paciente a controlar su respiración en lugar de que sus patrones de respiración lo controlen a él.

Respirando con el diafragma

Para obtener el beneficio completo de cualquier ejercicio de yoga o meditación se necesita respirar adecuadamente utilizando el diafragma en lugar del pecho. El diafragma es el largo músculo plano que se encuentra situado al final de tus pulmones. Para localizarlo, pon tu mano sobre el estómago justo debajo de tus costillas y tose. Vas a sentir como tiembla un músculo debajo de tu mano: éste es tu diafragma. Ahora deja la mano donde la tienes y sigue tosiendo despacio, pero en esta ocasión no detengas el fluido de aire de tu garganta que haces cuando toses. Sentirás como una columna de aire que es empujada hacia arriba a través de tu cuerpo y que tu diafragma se contrae mientras entras en concordancia. Inhala despacio y sentirás cómo el diafragma se expande mientras baja. Intenta sostener un diccionario o algo parecido en peso en tu cabeza, mientras respiras serás capaz de sentir el diafragma subiendo y bajando. Concéntrate en la respiración utilizando sólo este músculo, recuerda mantener tu pecho dentro y tus hombros abajo. Los cantantes de ópera y los músicos de instrumentos de viento están bien enterados del poder de respiración del diafragma. Sin éste ellos no podrían producir las notas largas y puras con sus voces o controlar el volumen y la pureza del sonido de un instrumento como el clarinete. Los respiros cortos y débiles sólo producen canciones de tonos bajos y espantosos sonidos de un clarinete. La próxima vez que veas a uno de los grandes tenores, observa cómo su pecho no sube y baja con su voz; el aire que impulsa su voz es bombeado hacia arriba por su diafragma.

Al respirar de esta forma se estimula el plexo solar, la red de nervios que alimentan el área abdominal la cual se sitúa en lo que llamamos "la boca del estómago". Un buen suministro de oxígeno en esta área mantendrá los órganos internos como el páncreas y riñones funcionando eficientemente, lo cual es obviamente bueno para la salud en general. Ésta es el área cuando nos referimos a una "corazonada", un instinto tan fuerte que tendemos a confiar en él más que en el pensamiento. La buena respiración en el yoga, también te agudizará tus instintos.

La respiración con el diafragma requiere de mucha práctica para poder hacerlo sin pensar. No tienes que limitar esta práctica a tus clases de yoga, intenta hacerlo en varios momentos a lo largo del día hasta que se vuelva algo natural.

Posturas de yoga para meditar

A continuación damos una breve guía de posturas simples o asanas para la meditación. No pienses que serás capaz de hacerlas al primer intento y pon mucha atención a la secuencia de ejercicios de calentamiento. Aunque el yoga parezca un ejercicio suave, te da una gran fortaleza en los músculos. Revisar tu estado de salud es imperativo si sientes alguna duda al respecto.

La primera vez que intentes estas asanas las podrás sentir incómodas. Si es así, no te fuerces a mantenerlas por mucho tiempo. Sé que te parece imposible, pero estas asanas algún día te parecerán muy cómodas.

Antes de empezar es importante:

- Establecer un tiempo conveniente y regular para practicar la meditación y yoga.
- No tener el estómago lleno.
- Usar ropa cómoda y holgada.

- Utilizar un tapete limpio y suficientemente grueso que proteja tu espina dorsal y todo tu cuerpo.
- Realizar cada postura lentamente, con cuidado y pensándola. La fuerza y presión se deben evitar.

Ejercicios de calentamiento

Es de vital importancia comenzar cualquier sesión de yoga con los movimientos básicos de calentamiento.

1) Comienza por despertar tus pies parándote en los dedos de los pies un par de veces. Mueve los dedos para agitar la sangre y luego párate con los pies juntos y la espalda bien derecha. Para mantener la postura de la montaña, concéntrate en los músculos de arriba de tus rodillas. Checa que tu abdomen esté derecho, que no esté hacia afuera o doblado hacia adentro y aprieta las nalgas. Deja que tus manos caigan a los lados. Toma un gran respiro, relaja los hombros y abre el pecho. Imagina una cuerda que te jala hacia arriba de la coronilla de tu cabeza, permite que se relajen los músculos de la cara. Respira de forma natural y siente cómo el cuerpo mantiene su equilibrio, siente el espacio a tu alrededor y el piso debajo de tus pies. Es mejor si lo haces con los ojos cerrados.
2) Ya que estás en la posición de la montaña, mantén tu cara mirando al frente, tus pies juntos, la espalda derecha y tus rodillas relajadas. Toma un gran respiro y mientras exhalas lentamente lleva tu oreja izquierda hacia el mismo hombro. Cuando vuelvas a inhalar lleva la cabeza al centro como estaba y cuando exhales lleva el oído derecho hacia el mismo hombro. Repítelo seis veces de cada lado, que los movimientos sean fluidos. Ahora baja la barbilla hacia el pecho cuando exhales y levántala cuando inhales. Repítelo tres veces, ahora echa tu cabeza hacia atrás cuando exhales y regrésala al centro cuando inhales.

3) Ahora sube los hombros y échalos hacia atrás haciendo pequeños círculos en el aire. Trata de mantener estos círculos lo más perfectos posible, repítelo cinco veces y luego haz lo mismo hacia adelante cinco veces. Los ejercicios 2 y 3 son buenos para relajar tensión en el cuello y hombros durante el día, especialmente para los que trabajan con computadoras.
4) En esta misma posición de la montaña, sube tus brazos en forma paralela hasta arriba de tu cabeza y entrelaza los dedos formando un puente con tus manos. Mirando hacia el frente estira los brazos hacia arriba y mantén los pies firmes en el suelo. Esto va a darle un buen estiramiento a tu espina dorsal.
5) Ahora baja la mano derecha al costado de tu pierna derecha y mantén el brazo izquierdo arriba estirado. Deja tus caderas y pecho viendo al frente y mantén firmes los pies en el suelo. Ahora haz un estiramiento hacia tu lado derecho jalando tu brazo izquierdo bien estirado hacia este lado. Repítelo tres veces de cada lado.
6) Permite que tus brazos cuelguen a los lados y balancéalos juntos hacia el lado izquierdo luego al derecho. Mantén el pecho y las caderas viendo hacia el frente y los pies bien firmes sobre el piso y deja que tus hombros y cabeza se muevan con el balanceo. Repítelo tres veces.
7) Para un estiramiento de espalda, dobla tus brazos por atrás de tu espalda, agarrándote los codos con la mano contraria. Si es demasiado para ti, coloca las dos manos sobre la espalda. Ya que tus manos estén firmas aprieta las nalgas, avienta las caderas hacia el frente y la cabeza y hombros hacia atrás, de esta forma harás tu espalda una curva hacia atrás. Tu peso debe estar centrado en las caderas. Al principio te parecerá terriblemente incómodo, si es así sostén tu espalda al respaldo de una silla. Nunca debes cambiar el peso de las caderas mientras estás hacia atrás.

8) Para un estiramiento hacia el frente, dobla tus brazos por enfrente de ti o déjalos en la espalda, y dóblate hacia delante hasta llegar al piso. Dóblate desde las caderas, dejando tu espalda derecha y la barbilla hacia el frente hasta que formes un ángulo recto con tus piernas. Si necesitas una silla para equilibrarte tómala del respaldo y camina hacia atrás hasta que tu espalda quede recta. Detente en el momento en que sientas demasiado estiramiento, no importa si apenas te empezabas a doblar. El mínimo estiramiento es un buen paso.
9) Para estirar las piernas vas a necesitar el soporte del respaldo de una silla, que debe de estar de tu lado derecho. Viendo hacia adelante toma el respaldo de la silla con tu mano derecha y dobla tu pierna izquierda hacia atrás de forma que tu talón llegue a la nalga derecha. Agárrate el tobillo con la mano izquierda y sostenlo. Es mejor si la rodilla ve hacia abajo, mantenlo por cierto tiempo o hasta que estés incómodo. Repítelo con la pierna contraria.
10) Repite los pasos 4 y 5. Después sacude brazos y piernas suavemente.

Posturas para principiantes de yoga y para meditar

Extiende tu tapete de yoga, asegúrate de que no traigas ropa que te apriete y siéntate con las piernas cruzadas. Si sientes que se estiran mucho tus muslos entonces pon una almohada debajo de cada rodilla. La incomodidad saboteará tus posibilidades de relajación. Si aún así sientes el tirón, estira las piernas al frente separándolas a la misma distancia que están tus hombros. Podrías necesitar una manta para sentarte y te dé apoyo en las caderas. Trata de no estar pensando en problemas o en tus dolores, pronto se empezarán a resolver.

Asegúrate de que el peso no está en tu espina dorsal sino en el hueso pélvico. La forma de tu abdomen te indicará si estás en la posición correcta, debe estar largo y estirado, no doblado y curvo. Estira la espalda, jala tu cabeza hacia arriba y relaja los hombros. Imagina que te jala una cuerda desde la coronilla de la cabeza, pero no tanto que te duela la espina –no estás en un desfile militar. Coloca tus manos con las palmas hacia arriba sobre tus rodillas. Toma un gran respiro y exhala lentamente. Mientras respiras trata de concentrarte en tu cuerpo y cómo se siente. Sostén los hombros firmes y respira con naturalidad.

Ahora imagina cada inhalación limpia, luz blanca y cada exhalación gris y llena de humo. Piensa en la luz blanca como si forzara a salir de ti todas las tensiones que acumulaste en el día. Exhala el estrés del día e inhala un arroyo de montaña.

Permítete concentrarte en lo que estás haciendo, dónde estás y cómo se siente. Este es tu tiempo, permítete sumergirte en él. El mundo puede esperar. Una vez que te relajaste, estira un poco tus brazos y lentamente levántate.

Arrodillarse: el trueno o la postura japonesa

Ésta es la posición más básica para sentarse. Simplemente arrodillado en el piso con las rodillas juntas. Separa los talones y junta los dedos de los pies, siéntate sobre la parte interna de los pies, coloca las manos en las rodillas. Esta es una postura excelente para ejercicios de respiración, así como también para mejorar problemas digestivos y tonificar los muslos y espina dorsal. También es sorprendentemente apasionante ya que requiere concentración para mantener la espina y cabeza rectas y resistir el impulso de encorvarse hacia atrás. Sentarse demasiado recto puede ser contraproducente ya que el contraer la espalda baja hace que la espina se sienta rígida haciéndola menos flexible. Es muy interesante observar la postura que adoptan los participantes japoneses en las ceremonias formales del té que duran hasta 5 horas, demostrando lo cómodo y beneficioso de esta postura.

Sentarse: la posición sentada o la postura egipcia

Si la posición del trueno no es del todo cómoda y estás seguro de estar ejecutando correctamente las instrucciones, entonces intenta la postura egipcia. Para ésta necesitarás una silla firme con un respaldo recto y suficientemente alta para permitir que tus pies estén en el piso con las pantorrillas en ángulo recto con los muslos. Piensa en las estatuas de los reyes y reinas de los antiguos egipcios, ellos están serena y perfectamente sentados. Ésta postura es idéntica. Mantén la espalda y cabeza rectas, tu barbilla no debe estar más afuera que tu frente y tu abdomen debe estar largo y derecho, no doblado. Como la posición del trueno ésta también puede volverse muy cómoda y después de un tiempo afectará la forma en que te sientas en las clases de yoga –lo cual es una buena noticia para tu salud, espina dorsal y postura.

Ten cuidado cuando entras o sales de esta posición, normalmente cuando nos vamos a sentar nos dejamos caer en la silla, en lugar de bajar despacio. El resultado de este mal hábito es que hacemos contacto con la silla muy pesadamente, y en ocasiones nos mal acomodamos, y cuando nos levantamos hacemos lo opuesto, nos balanceamos para pararnos causando un estiramiento innecesario en todo el cuerpo. Una buena forma de cambiar tus hábitos es sentarte en una silla imaginaria, observa cómo desciendes cuando sabes que no hay nada que te detenga y cómo suavemente inclinas hacia adelante la espalda desde la cadera, manteniéndola bien alineada con tu cabeza; cuando te levantas observa cómo lo haces gradualmente enderezando todo cuerpo, con las piernas, cabeza y espina en armonía. Ahora intenta esto con una silla real.

Acostarse: la postura del cadáver

Esta postura la puedes hacer para meditar o relajarte por un periodo corto.

Empieza por acostarte en tu espalda, hazlo sobre el piso o un tapete, cobija o una superficie dura. Separa un poco las piernas y deja caer los pies a los lados. Los brazos deben estar un poco separados del cuerpo, las manos en el piso y las palmas hacia arriba. Asegúrate de que no estés muy caliente o muy frío y de que estás lo más cómodo posible. Ahora visualízate acostado en una cálida playa. Toma un gran respiro y siente el sol en tu cara y deja que tus músculos se relajen sobre la suave arena. Permítete respirar normalmente y disfruta el momento. Cuando estés listo concéntrate en los dedos de tus pies, dales una pequeña sacudida y encógelos. Mientras se relajan sentirás una gran liberación de tensión. Ahora mueve desde la planta de los pies, haz flexión y relaja hasta los dedos de los pies. Siente tus tobillos pesados sobre la arena. Recuerda no estirarte y hacer todos los ejercicios despacio. Vete hacia las pierna y las rodillas ténsalas y relájalas y luego los glúteos. Visualiza desde tu interior tus manos y luego mueve los brazos hasta los hombros. Levanta y relaja los hombros a unos cuantos centímetros del piso y luego hunde la espalda lentamente mientras te relajas. Tensa y relaja tus músculos faciales luego suavízalos. Cuando estés completamente relajado quédate allí por unos minutos, sólo concéntrate en tu respiración antes de empezar tu meditación. Dale a tu cuerpo la oportunidad de salir de su postura concentrándote en dónde estabas antes de abrir los ojos.

Acomodo de las manos

Algunos maestros recomiendan que las manos sean puestas una encima de la otra en forma de cucharita, si es adecuado con la postura que vas a realizar. La gente diestra y que decide hacer esto, debe poner la mano izquierda sobre la derecha y viceversa para los zurdos. El punto es inmovilizar la mano dominante.

Sesión de meditación

Una vez que estás sentado cómodamente en una de las posturas de yoga, tómate un minuto o dos para tranquilizar tu cuerpo y mente y decidir qué meditación harás, cuánto tiempo meditarás. Ahora pasa por tus pensamientos. Fija tus metas. ¿Por qué vas a meditar? ¿Qué pretendes obtener de esto?

Mientras más motivado estés y más claro tengas tu objetivo, la meditación será mejor realizada.

¿Qué técnica de meditación?

Existen muchas técnicas de meditación y algunas se describen más adelante (ver página 199). Algunas han sido pasadas de generación en generación y permanecen en su forma más pura. Otras han sido adaptadas a las nuevas circunstancias. Decidir cuál vas a tomar puede ser desconcertante, pero recuerda que ninguna de ellas termina: ellas son la autopista por la cual se mueve la travesía de la meditación. La mejor técnica para ti es con la que te sientes más cómodo.

El tiempo y el lugar

No existen reglas acerca de cuán seguido debes meditar –algunas personas meditan todos los días y otros con una vez a la semana se sienten bien. Hay quien disfruta la meditación en la mañana, justo al comenzar el día. Otros prefieren la tarde porque así pueden mirar hacia atrás a ver lo que fue el día y esto los ayuda a relajarse y botar sus problemas laborales, por consecuencia pueden disfrutar más del resto del día.

Si es posible siéntate en una esquina de una habitación para hacer tu meditación. Asegúrate de que el área esté limpia, silenciosa y tan confortable como la puedas hacer ya que es lo que estarás mirando justo antes de comenzar. También asegúrate de decirle a tu familia que no quieres que te molesten mientras estás meditando.

La atmósfera puede mejorarse con sonido: podrías utilizar música de sonidos de naturaleza como el mar o pájaros; también pueden ser cantos Gregorianos y la luz tenue e indirecta es muy confortable. Los colores también son importantes por ejemplo el rojo brillante te mantendrá alerta y te distraerá de la meditación, un azul claro o blanco podrían hacer juego con tu calma.

Algunas personas prenden velas e incienso, si crees que te ayudará a meditar o hará el espacio más agradable para la meditación lo puedes hacer. Recuerda que para meditar de forma efectiva tienes que estar lo más relajado posible.

El objeto de la meditación

Éste es algo en lo que la mente se va a concentrar y debe permanecer de preferencia durante toda la sesión; aunque en la práctica raramente sucede incluso con los más experimentados que deben traer de vuelta su atención una que otra vez (ver **Problemas comunes** abajo).

El objeto debe ser algo que puedas mirar –una flor, una vela, un ícono religioso, un mandala o yantra (símbolos diseñados para la meditación). Puede ser algo que escuches –un sonido grabado del mar, la corriente de un río o el canto de un pájaro. Podría ser algo tan cotidiano como el sonido de las manecillas del reloj o tan esotérico como el sonido de las campanas de un templo.

Muchos meditadores utilizan mantras –una palabra o frase que se repite una y otra vez, en voz alta, baja o en la mente (ver página 204). El objeto de la meditación puede ser tu propia respiración.

Problemas comunes

Incluso los meditadores más experimentados podrían enfrentar dificultades, así que los principiantes no se deben desanimar si encuentran difícil llegar a meditar o mantener la concentración.

Uno de los problemas más comunes es la emoción mental. La mente se tranquiliza pero la atención sigue dispersa. En ocasiones somos incapaces de borrar los problemas persistentes de nuestras mentes –por ejemplo, estabilidad laboral, los pagos de la casa, preocupaciones de salud. Si mentalmente te encuentras en buen forma, entonces de manera inconsciente podrías estar recordando momentos que te hicieron reír –una nueva amistad, una gran conversación, incluso un programa de televisión que hayas disfrutado mucho.

En nuestra vida cotidiana dejamos que nuestras mentes salten de un pensamiento al otro, de preocupación a preocupación. Entonces el pensamiento errante es un hábito muy arraigado, como cualquier hábito, es muy difícil dejarlo. Un método muy popular para superar esto es concentrarte en la respiración, lo cual tiene un efecto muy tranquilizador en la mente. Sé paciente. Se necesita tiempo y práctica para aprender a calmar y controlar la mente. No te rindas.

Otro problema muy común es la somnolencia. Cuando estamos en un estado mental de relajación, es muy sencillo caer dormido. Si comienzas a sentirte con sueño mientras meditas, fíjate que estés bien sentado y con la cabeza derecha. Si estás meditando con los ojos cerrados, ábrelos y medita con la mirada hacia el piso justo en frente de ti. Si estás meditando en un cuarto muy caliente, abre la ventana para que entre aire fresco. Si aumentas la cantidad de luz, también te puede ayudar a permanecer despierto.

La tensión física o el dolor se pueden resolver concentrándote por un momento en cada parte del cuerpo según lo recorras, comienza con la cabeza y ve hacia abajo haciendo un verdadero esfuerzo por relajarte. Esto lo puedes hacer al inicio de la sesión o durante ella de ser necesario. Un profundo y lento respiro también puede ayudar. Concéntrate tanto como puedas, y cuando exhales, trata de imaginar el dolor o la tensión evaporándose.

Rompiendo el hechizo

Evita salir de la meditación rápidamente ya que muchos de los beneficios que pudiste haber obtenido se perderán. Una vez que hayas terminado de meditar permanece en tu posición por un minuto o dos y luego lentamente estírate reflexionando en lo bien que te sientes ahora –más calmado y mejor equipado para lidiar con la vida.

Algunas técnicas de meditación

Meditaciones de respiración

Conciencia de la meditación de respiración

La respiración abdominal correcta se liga al corazón de todas las meditaciones. En "conciencia de la meditación de respiración" el respirar es por sí mismo el objeto de la meditación. Esta meditación está considerada como una de las más importantes entre los budistas, hindús y taoístas, quienes creen que no sólo es un medio para inducir la paz mental sino también para fomentar la buena salud mental y física.

La conciencia de la respiración también puede utilizarse como preludio de una forma diferente de meditar. Si este es el caso, 5 minutos o más calmarán los nervios, te concentrarán y no perderás el enfoque, todo esto en un humor receptivo te llevará a la siguiente sesión.

La conciencia de la meditación respiración es excelente para los meditadores principiantes ya que se sienten naturales al hacerlo y a la mayoría le acomoda bastante bien. La técnica sólo se trata de estar consciente de la respiración cuando entra y sale del cuerpo.

Permanecer sentado inmóvil va a ser una postura muy cómoda, recuerda mantener la espalda, cuello y cabeza en perfecto equilibrio y comienza a pensar en tu respiración, vuélvete consciente de cada inhalación y haz una pausa, la exhalación del aire viciado de los pulmones y pausa, la siguiente inhalación. La concentración va a estar vagando. No lo pospongas; regresa al objeto de tu meditación y comienza nuevamente con la siguiente inhalación.

Es común que cambies el patrón de respiración durante la meditación. Al principio, te darás cuenta de que estás aguantando la respiración más de lo normal, pero conforme la meditación continúe, tu respiración se volverá más profunda y más suave o superficial y lenta. No te preocupes por esto. Conforme te concentres en tu respiración y te vayas perdiendo en la meditación, el cuerpo establecerá la velocidad de la respiración que es adecuada para este momento.

Hay muchos métodos para fomentar la atención en la respiración. Ninguno es mejor que el otro. Inténtalos todos, y si te sientes más feliz con uno en particular, quédate con él. Obviamente todos requieren que adoptes una postura cómoda y escojas un lugar apropiado. El método más simple comienza con tomar una postura cómoda, cerrar los ojos para ayudarte en la concentración, aunque es mejor mantenerlos medio abiertos y respirar tan naturalmente como puedas, contar cada inhalación o exhalación hasta 10. Repite esto por 20 minutos. El contar ayuda a concentrarte y que la mente divague.

Algunas personas encuentran de gran ayuda concentrarse en la punta de la nariz o dentro de las fosas nasales para ver cómo entra y sale el aire del cuerpo. Otros utilizan el movimiento del abdomen para focalizar la atención.

Atención a la meditación de la respiración o "siguiendo el aliento"

"Un monje que se fue al bosque, al pie de un árbol, o a un lugar solitario, se sentó con las piernas cruzadas, mantuvo su cuerpo recto y su atención alerta. Sólo estaba consciente de la inhalación y consciente de la exhalación". Así lo hizo Suddha anunciándoles a sus seguidores la atención a la meditación de la respiración.

De acuerdo con este sabio método practicado para la meditación, el abdomen o la nariz es el objeto de la concentración, lo que es el desarrollo de la conciencia básica de la meditación de la respiración, la cual mucha gente encuentra insatisfactoria después de un mes o poco más.

En la atención a la meditación de la respiración no se cuenta; más bien es el flujo del respiro que entra y sale el objeto de concentración. Para practicar esto, siéntate cómodamente en cualquiera de las posiciones antes descritas con los ojos cerrados y respira naturalmente, centra la atención ya sea en el abdomen o la nariz.

Si te concentras en el abdomen, ponte alerta de la pausa en la respiración como en el oleaje del mar, tu abdomen sube y baja. Si te concentras en la nariz, focaliza las narinas por dónde entra el flujo de aire o sale.

Puedes estar seguro de que tu atención va a vagar, aun si eres un practicante asiduo de la meditación de la respiración contando. Cuando te des cuenta de que perdiste la atención, simplemente regrésala al abdomen o nariz y sigue meditando.

Conforme vayas entrando en el ritmo de tu abdomen subiendo y bajando o la sensación de aire entrando y saliendo por la nariz, tu respiración se volverá más calmada y tranquila, también ayudará la profundidad de la meditación.

Trata de evitar controlar tu respiración en cualquier sentido. Esto puede ser difícil. Podría parecer simple observar el respiro sin intervenir en él, pero no lo es, se necesita práctica para acostumbrarte a rendirte por completo al fluido espontáneo de la respiración. Los principiantes se dan cuenta de que su respiración se vuelve desigual, se acelera o desacelera sin alguna razón aparente. No deben preocuparse, en un tiempo la respiración establecerá su propio ritmo.

Muchos de los que practican la meditación de la respiración, les ayuda estar alertas de la travesía completa del aire desde que entra hasta que sale. Otros imaginan un aura de energía y luz justo enfrente y con cada respiro toman el poder que entra en el cuerpo y se concentran en el viaje dentro del cuerpo.

Meditación de la conciencia sensorial

El movimiento es parte de esta meditación de la conciencia sensorial en la que se combina con la atención de la respiración.

Comienza por acostarte boca arriba en tu tapete o alfombra. Tus piernas pueden estar completamente extendidas o dobladas las rodillas con los pies sobre el piso. Cuando estés cómodo, cierra tus ojos y concéntrate por algunos minutos en dejar que cada parte de tu cuerpo se hunda más profundamente en el piso, empieza con los pies y vete moviendo hacia arriba pasando por las rodillas, muslos, pelvis, costillas, pecho, manos, antebrazos, codos, parte alta del brazo, cuello y cabeza. No sólo te concentres en las partes que están en contacto con el piso, también en los lados y parte de arriba del cuerpo.

Ahora concéntrate en cada exhalación del cuerpo, trata de sentir cómo se hunde todo tu cuerpo en el piso.

Después de 15 minutos, pon las manos en el diafragma, manteniendo la parte alta de los brazos y codos en el piso. Después de que el diafragma haya movido las manos hacia arriba y hacia abajo por un minuto o dos, sentirás como si las manos se hubieran incorporado en el proceso de respiración. Muy lentamente aléjalas un poco del cuerpo, concéntrate todo el tiempo en tu respiración, después acércalas al diafragma nuevamente permitiendo que vuelvan a entrar en el proceso de respiración.

Repite esto por 10 minutos, gradualmente vas a ir incrementando la distancia entre tu cuerpo y las manos hasta que puedan llegar al piso. Lentamente te darás cuenta de que el proceso sucede por sí mismo sin ningún esfuerzo de tu parte y te volverás uno con el mundo.

Meditación visual

Tratek (meditación de la observación)

La meditación de la observación involucra la contemplación de un objeto sin juicio ni pensamiento, simplemente revelando su existencia. Escoge cuidadosamente tu objeto: necesitas algo no muy complejo ni con asociaciones negativas. Si los pensamientos se meten en tu meditación, sácalos y regresa tu atención al objeto escogido.

Coloca el objeto de meditación a la altura de tus ojos a 1 o 2 metros de distancia. Si escogiste un mandala o yantra el punto central debe estar a la altura de tus ojos. Asume la posición que escogiste en la forma más relajada posible, observa la imagen, concentra tu atención en ella, trata de sentirte absorbido por lo que estás mirando en lugar de sólo estarlo viendo.

Después de 2 o 3 minutos o en cuanto sientas la conexión visual, cierra la ojos y visualiza el objeto tanto como puedas, hazlo parte tuya. Abre los ojos y continúa alternando abiertos y cerrados los ojos durante la sesión.

Al principio será difícil mantener la imagen en tu mente cuando tienes los ojos cerrados: no te preocupes. Cuando la imagen empiece a desaparecer, abre los ojos y visualízala nuevamente. Conforme lo practiques te darás cuenta que podrás mantener la imagen en tu mente por más tiempo.

Meditación con velas

Muchos de los que inician en la meditación visual, encuentran que una vela en un cuarto oscuro es un objeto ideal para concentrarse. Podría ser porque asociamos la flama de la vela con paz e iluminación que lo encontramos inspirador para observar.

Una recomendación para los principiantes es que prendan una vela en un cuarto oscuro, sin corrientes de aire, así la vela permanecerá lo más quieta posible. Para meditar con velas siéntate muy atento en cualquiera de las posiciones y observa la flama para ver si capta tu atención completamente. No analices por qué te gusta esta imagen, ni permitas que tu mente piense acerca del calor de la vela y su brillantez: simplemente observa. Deja que la imagen llene tu mente por un minuto antes de cerrar los ojos. Nota cómo la vela se ha impreso en la oscuridad. Mantenlo en tu memoria visual, no te preocupes si no es el mismo color. Si ésta se desliza hacia algún lado, tráela de regreso al centro y mantente concentrado hasta que la imagen se desvanezca completamente. Ahora abre los ojos y vuelve a observar la vela. Continúa de esta forma por 10 minutos y gradualmente incrementa el tiempo hasta que puedas estar sentado cómodamente por 20 minutos.

Purificación visual

La purificación es un recurso muy utilizado en la meditación budista. La utilizamos cuando nos vemos a nosotros mismos impuros o negativos. Cuando nuestra autoestima está baja, nos sentimos limitados e inadecuados y no nos damos la oportunidad de cambiar. Creer que somos puros en esencia es el primer paso para volvernos puros en la práctica.

Esta meditación es muy simple y contiene la esencia de la purificación, desentierra los problemas y errores, haciéndolos ver como intrusos temporales, no como parte de nuestra naturaleza.

Comienza por sentarte en una posición cómoda, luego concéntrate en respirar normalmente y en observar cuánto dura cada inhalación y exhalación. Después de un minuto o dos, imagina que toda tu energía negativa y los errores que llevas cargando en la espalda salen de tu cuerpo cada vez que exhalas en una nube de humo negro. Cuando inhales, imagina que todo lo positivo del universo está entrando a tu cuerpo en una corriente de luz blanca, tan radiante como pura. Visualiza esto llegando a todo tu cuerpo, llenándolo con su intensidad.

Despeja todas las distracciones viéndolas como esta nube de humo negro y exhálalas junto con todos los aspectos negativos de tu experiencia.

Meditación de burbujas de pensamiento

Ya que estés sentado en una posición cómoda, visualiza tu mente como la superficie tranquila de un estanque. Así como van entrando los pensamientos en tu mente, velos como burbujas que surgen del fondo del estanque. Tienen que ser observados, no perseguidos, así el seguir cada pensamiento es deliberadamente evitado y te desapegas de él si lo ves sólo como burbujas en la superficie. Nota el pensamiento y luego suavemente regresa a contemplar la tranquilidad de la superficie del estanque.

Conforme pase el tiempo y tú vayas pasando a través de las capas de la conciencia del estanque, verás cómo te vas sumergiendo y volviéndote parte de él. Después de 10 minutos reenfoca tu mente en los alrededores para poder concluir la meditación.

Meditación del sonido

Los sonidos tienen grandes efectos en nosotros. Pueden estimular emociones muy profundas o incluso incitar respuestas físicas. Algunos sonidos estimulan la memoria, el sonido de un himno puede transportar a alguien hasta sus días de escuela, mientras que el sonido de unas llaves en la cerradura pueden hacer que alguien se sienta tranquilo y feliz. Sin embargo, no sólo sirve para esto la memoria. La música nos puede llevar a las lágrimas o elevarnos tanto que sentimos que nuestro corazón "vuela" con la melodía. El sonido de las olas en la orilla nos lleva hacia la paz, mientras que sonido de un trueno nos pone alertas, quizás hasta nerviosos. Normalmente nuestra memoria auditiva es mejor de lo que creemos. Podemos aprender a reconocer a alguien por sus pasos y reconocer instintivamente cuando algo "está mal", ya sea en un crujido que desconocemos o en una mala nota de alguien cantando.

Concentrarse en algún sonido es una buena opción para alguien que tiene dificultades en la visualización. En algunos casos, es sólo el caso de ser incapaz de concentrarse en algo totalmente y puede mejorar con la práctica. Sin embargo, para otros resultará más sencillo ya que tiene más desarrollada la memoria auditiva que la visual. Una forma de poder determinar esto es imaginando una pelota de tenis; concéntrate en la textura, su forma y color. Mantén la imagen en tu mente, ahora imagina que la aventaste contra una pared y rebota contra el pavimento. ¿Pudiste escuchar el sonido? Si lo lograste más fácilmente que visualizarla, entonces debería utilizar sonidos en lugar de imágenes.

Hamsa

Hamsa es una palabra en sánscrito que quiere decir pájaro y la meditación hamsa involucra visualizar un pájaro volando. Toma algunos respiros profundos y llena tu mente con la imagen de un cielo azul. Ahora imagina un pájaro planeando, observa cómo desciende y asciende enfrente de ti. Toma una gran inhalación y mientras repite la palabra "ham", y cuando exhales di "sa". Repítelo varias veces y sólo deja que tu pájaro vuele, pero no lo pierdas de vista. Sigue cantando por algunos minutos y notarás que tu mente se aclara de pensamiento e intrusos y es absorbida por el azul del cielo y las notas del canto.

Sonidos internos (nadas)

El concentrarte en sonidos internos es otra forma de disparar los sonidos externos y pensamientos. También sirve para estar muy alerta de tu cuerpo y su trabajo interno. Comienza por taparte los oídos con las manos, con esto retirarás el sonido externo. Cierra tus ojos y relaja tu respiración. Conforme tu mente se tranquiliza tú estarás más alerta de los ruidos sordos. ¡De hecho te sorprenderás del ruido que hay allí! Continúa escuchando atentamente, no olvides dejar tu cuerpo relajado y la mente concentrada. Debajo de estos ruidos sordos empezarás a descubrir sutiles ruidos. Conforme se vayan haciendo más aparentes, pon más atención en ellos. Si tu mente comienza a divagar, regresa a los sonidos fuertes y luego a los sutiles. Finalmente tu mente se verá absorbida por estos sonidos silenciosos y experimentarás un profundo sentimiento de serenidad. Cuando salgas de este ejercicio, te sorprenderá lo tranquilo que ahora está el mundo exterior. No te desanimes si las primeras ocasiones simplemente escuchas los sonidos sordos; como en todas las técnicas de meditación se necesita práctica y paciencia.

Repetir un mantra

Repetir una frase o palabra –"un mantra"– una y otra vez, es probablemente la forma de meditación más practicada y difundida. El mantra se menciona en los Vedas, la Escritura Sagrada más antigua del mundo. El mantra se puede cantar en voz alta o en silencio. La repetición del mantra se conoce en la India como *japa,* y de acuerdo con las tradiciones de ese país existen 14 tipos de japa. Hoy en día en occidente sólo se utilizan dos de ellos –repetición vocal y repetición mental.

El poder del mantra es su poder de afectar a la gente y alterar su estado mental. Si lo dudas, piensa en cómo te puede irritar estar junto a alguien que está tocando música muy fuerte, y cómo te sientes cuando estás junto a alguien que trae audífonos y la música es casi inaudible para ti. Si el sonido te irrita, entonces lo contrario es verdadero –el sonido te puede tranquilizar– y el concentrarte en un mantra durante la meditación te puede llevar a una de las sesiones más profundas que puedas experimentar.

El sonido es energía producida por un objeto vibrante. Podemos escuchar las ondas con cierta banda de frecuencia y podemos interpretar diferentes frecuencias como diferentes sonidos. Si las frecuencias están por debajo de esta banda, se llaman ultrasónicas, si son más bajas infrasónicas. El cuerpo absorbe todas las frecuencias, incluso aquellas que no podemos escuchar con el oído; y pueden tener un enorme efecto en nosotros, como alterar o relajar nuestros temperamentos. Esta influencia se está utilizando hoy en día en diferentes terapias.

Esto es la resonancia, es el fenómeno por el que una vibración puede causar otra. Por ejemplo, la nota alta y clara de un cantante puede producir resonancia en una copa de cristal. Los mantras no son una serie de palabras puestas juntas arbitrariamente, sino construcciones deliberadas que utilizan el fenómeno del sonido, frecuencia y resonancia. Los practicantes de la meditación con mantras creen que el mantra resuena en el cuerpo con una energía diferente. Casi todas las religiones tienen su mantra para aquellos que les gusta meditar con mantras, pero los que quieran evitar la religión pueden utilizar cualquier palabra o frase sin importar el significado.

Aquellos que sospechen que la religión está relacionada con los mantras podrían escoger su mantra del método de Lawrence LeShan, experto en la materia. Él aboga por el método "lade" para escoger tu mantra: simplemente abre el directorio telefónico y al azar pon tu dedo sobre algún nombre y la letra con la que inicia, la primera sílaba, la unes con otra al azar y listo ya tienes un mantra.

Para practicar la meditación con mantras debes comenzar como siempre, toma la posición más cómoda y respira suave y rítmicamente desde el abdomen. Luego repite el mantra ya sea en voz alta o baja, concéntrate cuanto puedas en esto. Una vez que tu mente se tranquilizó, no necesitas seguir repitiendo el mantra, pero como en las otras formas de meditación, cuando te des cuenta de que estás divagando, comienza de nuevo repitiendo el mantra concentrando tus pensamientos en él.

Una vez que encuentres un mantra con el que te sientas cómodo quédate con ese. Es asombroso como en momentos de estrés, si lo repites en voz baja por varias veces te calmarás y te ayudará a poner las cosa en la perspectiva adecuada.

Muchos meditadores de mantras lo hacen repitiéndolo rítmicamente con su respiración, diciéndolo una o dos veces con la inhalación y una o dos veces con la exhalación. Normalmente se repiten en silencio, pero algunos profesores animan a sus alumnos a hacerlo en voz alta, especialmente si es un grupo de meditación.

Om

La palabra del sánscrito *Om* pronunciada para rimar con "Rome", es uno de los mantras más utilizados. De acuerdo con la creencia hindú, om es el sonido primario y se le concede el valor más alto como objeto de meditación, bien vale la pena intentarlo. Respira suavemente y cuando exhales recita la palabra como tres sonidos, "a", "oo" (como una u) y "mm". Trata de sentir la vibración en tu cuerpo. La "a" la sentirás vibrando en tu ombligo, la "oo" resonará en tu pecho y la "mm" posiblemente resonará en los huesos de tu cerebro. Une los sonidos con el ritmo de tu respiración manteniéndola tranquila.

Después de decir "om" en voz alta con 10 respiros, baja la voz hasta que lo digas más bajo que tus respiros, luego bájala más y mantén la concentración en ésta. No pasará mucho tiempo antes de que tus labios se detengan y las sílabas se pierdan, dejándote sólo una idea en tu mente. Desaparece cualquier pensamiento intruso y se aleja como una suave brisa.

Música y meditación

La elección de música durante la meditación es personal. Si facilita tu meditación la puedes utilizar, básate en tu instinto para decidirlo.

Los instrumentos de percusión son muy utilizados en la meditación, sobre todo si se utilizan atavismos. La música que producen simboliza ritmo y vitalidad.

Se dice que los gongs y las campanas purifican la atmósfera haciéndola más adecuada para la meditación. Muchas religiones utilizan el repiqueteo de las campanas para permanecer más concentrados.

Si quieres utilizar campanas para ayudarte en la meditación, focaliza tus pensamientos en su sonido, trata de experimentarlo más allá de su sonoridad. En China instrumentos como el cheng o cítara son muy utilizados, mientras que en la India se utilizan para acompañar la meditación cantada la cítara y la vina.

El suave tintineo del arpa eólica puede producir un estado de tranquilidad mental mientras llegas a la meditación y te ayuda a focalizar tus pensamientos.

Para meditar con música, toma tu posición habitual, cierra los ojos y escucha tu pieza favorita, sumérgete en ella. Trata de volverte uno con la música dejando que el sonido te lleve. Si sientes que tus pensamientos son invadidos por los recuerdos que tienes de la pieza que has escogido, imagínalos como notas musicales flotando en la distancia.

Meditación táctil

Antes de que comiences escoge un objeto para sostener en las manos mientras estás meditando –algo ligero, ya que si es demasiado pesado interferirá con tu concentración y tu capacidad de focalizarte en él. Necesita ser muy suave, no debe ser anguloso. Ahora cierra los ojos y concéntrate en la textura del objeto en tu mano, concéntrate en cómo se siente y no en lo que es.

Para alcanzar el estado meditativo es posible utilizar los imanes feng shui o cinco guijarros.

Relájate en tu posición favorita, sostén los imanes o guijarros con la palma de la mano abierta y con la otra muévelos rítmica y metódicamente entre tus dedos, cuéntalos uno por uno. Siéntelos cada vez que cuentes y concéntrate en el movimiento repetitivo y suave.

Capítulo 24

Osteopatía

¿Qué es la osteopatía?

La osteopatía es un tratamiento que utiliza la manipulación y el masaje para problemas musculares y coyunturas para hacerlos funcionar normalmente.

Esta profesión comenzó en 1892 con el Dr. Andrew Taylor Still (1828-1917) quien era un granjero americano, inventor y doctor, el cual fundó la primera escuela de medicina osteopática en Estados Unidos. Él se dedicó a buscar tratamientos alternativos a los de su tiempo ya que creía que en ocasiones eran infecciosos y dolorosos.

La nueva filosofía de Still sobre la medicina estaba basada en las enseñanzas de Hipócrates, defendía el lema "Encontrar la salud debe ser el fin del doctor, cualquiera puede encontrar la enfermedad". Así como Hipócrates, Still creía que el cuerpo es una unidad en la que la estructura, funcionamiento, mente y espíritu, trabajan en conjunto. La osteopatía se especializa en identificar y tratar los problemas de naturaleza mecánica. El marco del cuerpo es el esqueleto, músculos, coyunturas y ligamentos y todas las actividades como correr, nadar, comer, hablar y caminar dependen de él.

Still también creía que sería sano motivar al cuerpo a que él mismo se cure, en lugar de utilizar medicamentos que pueden estar disponibles pero no son del todo seguros. Él observaba al cuerpo desde el punto de vista de un ingeniero y en conjunto con sus conocimientos de anatomía, lo llevaron a creer que las enfermedades y desórdenes podían ocurrir cuando los huesos o coyunturas ya no funcionaban en armonía. Él creía que la manipulación era la cura al problema. Sin embargo sus ideas causaron una gran oposición por parte de los médicos profesionales norteamericanos. La mayoría de las investigaciones se han realizado en Estados Unidos por una gran cantidad de escuelas de osteopatía. El Dr. Martin Littlejohn, alumno del doctor Still, fue el que introdujo la osteopatía al Reino Unido en los años 1900 y fundó la primera escuela en 1917 en Londres. Él enfatizaba el cuidado compasivo de una persona como un todo y no como la colección de síntomas o partes sueltas. La filosofía y práctica del doctor T. Still fue considerada radical en su momento y hoy en día sus principios son bien aceptados por la medicina.

Tratamiento

Los problemas que no permiten al cuerpo funcionar correctamente, normalmente se deben a alguna lesión o al estrés. Por ejemplo, el estrés puede causar una contracción en los músculos del cuello y la base del cráneo, lo que puede terminar en un dolor de cabeza por tensión. Se puede obtener una mejoría con el masaje.

La mayoría de los pacientes de los osteópatas sufren de problemas en la espina dorsal, lo que resulta en un dolor de espalda baja y cuello, esto ejerce una gran presión sobre la columna vertebral y sobre todo en los cartílagos que están entre las vértebras. Esta presión constante ocurre debido a los efectos de la gravedad al estar de pie. Si la persona se para de forma incorrecta con los hombros caídos podría incrementar el problema o quizás iniciar otro. En la osteopatía se cree que si el marco básico del cuerpo no está dañado, entonces todas las actividades físicas se pueden realizar eficientemente y sin causar problemas, así que las coyunturas y el marco básico del cuerpo se manipulan donde sea necesario y así se recupera el movimiento. Los atletas o bailarinas que tengan lesiones musculares, de coyunturas como el tobillo, cadera, muñeca o codo también se pueden beneficiar con la osteopatía. El dolor de espalda baja puede ser experimentado por mujeres embarazadas que adoptan una postura distinta debido al peso que llevan, si es así, la osteopatía podría reducirlo considerablemente.

Existe otra forma de terapia conocida como *osteopatía craneal*, ésta puede ser utilizada en pacientes que sufren de dolores de cara o cabeza. Aquí el osteópata ejerce una leve presión sobre la parte alta del cuello. (ver **Osteopatía Craneal** página 159.)

Para encontrar a un médico osteópata calificado, primero se debe acudir al médico de cabecera. Hoy en día es muy común que los médicos generales se entrenen en la osteopatía y la practiquen. A pesar de que está enfocada a problemas de naturaleza mecánica, se recomienda que tu doctor verifique la causa del problema antes de usar la osteopatía.

La primera visita

En la primera visita al osteópata es necesario que sepa toda la historia o problemas que hayas sufrido, cómo ocurrieron y que mejoras o agraviantes has tenido. Cualquier terapia que se esté utilizando es necesario que lo sepa el doctor. Se llevará a cabo un examen minucioso, cómo te sientas, te paras, te agachas e incluso en cómo te doblas a los lados, enfrente y atrás. Mientras realizas cada movimiento, el osteópata observará la extensión y habilidad del funcionamiento de las coyunturas. También revisará los músculos, tejidos suaves y ligamentos para determinar si existe alguna tensión. El osteópata podría observar ciertos problemas durante el examen, entonces llevará a cabo algunas pruebas de reflejos como el de la rodilla. Si el paciente sufrió un accidente, podrían utilizarse los rayos x para determinar la extensión del problema. Podría ser posible que algún problema no pueda ser tratado con la osteopatía y se le tendrá que avisar al paciente. Si ese no es el caso, el tratamiento puede comenzar con la regularidad que se requiera.

Consultas –¿por cuánto tiempo y cuántas?

Normalmente a los pacientes les agrada la terapia y salen mucho más relajados y tranquilos después de ella. La duración de cada sesión puede variar, regularmente son de media hora. El osteópata va a manipular la coyuntura y ésta irá reduciendo la tensión que haya en los músculos, con esto mejorará el funcionamiento y llegará a su máxima extensión. Durante esta manipulación es probable que se escuchen ciertos tronidos. Así como la manipulación, el masaje podría ser otro método con buenos resultados. Los músculos se pueden relajar si se masajea el tejido, con esto también se estimulará el flujo de sangre. Es posible que el paciente sienta un deterioro justo al comenzar el tratamiento, sobre todo si es una enfermedad que ha padecido por mucho tiempo.

No existe un número determinado de consultas, éstas dependen del tipo de lesión y el tiempo que se ha padecido. Podría ser que un desorden grave de repente pudiera aliviarse en una sesión. Es probable que durante el tratamiento osteópata se recomienden varias alternativas para ayudar al paciente, técnicas para relajarse, cómo pararse correctamente y algunos ejercicios que sugiera el osteópata.

Conducir –el camino de la osteopatía

La gente que pasa demasiado tiempo manejando es susceptible a tener problemas con la forma en que se sienta. Si su posición es incorrecta podrían sufrir de dolores de cabeza por tensión, dolor en la espalda y el cuello y hombros podrían estar rígidos. Existen una gran cantidad de alternativas por medio de las cuales estos problemas se pueden resolver, una podría ser tomar el volante de forma adecuada que es una mano a las 10 y la otra a las 2 como las manecillas del reloj. Los hombros no deben estar tiesos ni tensos, deben de sentirse relajados y doblarse en los codos. En la posición en que se conduce el cuello y cabeza deben tener una posición cómoda, para esto el asiento se debe de mover un poco hacia atrás aunque no debe estar lejos de los pedales. Las piernas no deben estar extendidas, deben tener cierta flexión. También es importante sentarse bien y no dejarse caer en el asiento. El pasajero trasero debe estar justo detrás del asiento del conductor, el espejo retrovisor debe de estar en la posición adecuada. Si el conductor sufre de dolores de espalda, entonces debe llevar un soporte en la parte baja; si ya se hace, entonces evitar tirones en los hombros y huesos de la espalda.

Mientras se conduce se debe hacer un esfuerzo consciente por no tensionar los hombros, sino relajarlos. Hay que recordar que la quijada debe permanecer dentro no sacarla, de otra forma los músculos del cuello se tensarán y habrá dolor. Los conductores pueden realizar algunos ejercicios estando en el tráfico, estirar los músculos del cuello moviendo la cabeza hacia adelante y hacia atrás, contraer y relajar los músculos del estómago, esto tiene un efecto en el flujo sanguíneo de las piernas y mejorará la posición. Otro ejercicio puede ser girar loa hombros hacia adelante y luego hacia atrás en círculos, la cabeza debe estar un poco inclinada hacia adelante. Estos ejercicios se deben repetir varias veces.

Capítulo 25

Reflexología

¿Qué es la reflexología?

La reflexología es una técnica de diagnóstico y tratamiento en la cual ciertas partes del cuerpo, sobre todo los pies, se masajean para aliviar el dolor y otros síntomas en los órganos del cuerpo. Se cree que se originó hace cinco mil años en China y que también la utilizaban los egipcios. El doctor William Fitzgerald la introdujo en occidente, él era un consultor norteamericano de oído, nariz, y garganta. El doctor Fitzgerald aplicó 10 zonas (o canales de energía) en toda la superficie del cuerpo, de aquí "terapia de zona", estas zonas o canales fueron consideradas los caminos por los cuales fluía la energía vital de una persona o "energía de la fuerza". Las zonas terminaban en las manos o pies, así cuando el dolor se sentía en alguna parte del cuerpo, se podía aliviar aplicando cierta presión en otra parte del cuerpo de la misma zona.

Los que continuaron con la reflexología primordialmente se han enfocado en los pies, aunque el trabajar con los reflejos del cuerpo también puede dar buenos resultados.

Tratamiento

La reflexología utiliza tipos de masajes específicos en las partes adecuadas del cuerpo. Se piensa que el flujo de energía corre a través de ciertas rutas que conectan cada órgano y glándula al final en un punto de presión ya sea en el pie, manos u otra parte del cuerpo. Cuando estas rutas están bloqueadas y existe una sensibilidad en el cuerpo, entonces es la indicación de que una enfermedad o condición está presente en otra parte del cuerpo. El masaje en el punto reflejo permite abrir estos canales restaurando el flujo de energía y al mismo tiempo sanando la enfermedad.

Los usos de la reflexología son muchos, pero sobre todo es muy buena para aliviar el dolor de cabeza, espalda y dientes, problemas digestivos, estrés, tensión, resfriados, influenza, asma, artritis y muchos más. Con la reflexología es posible prevenir enfermedades potenciales y darles un tratamiento. La acción del masaje de la reflexología estimula el flujo sanguíneo beneficiando así todo el cuerpo. (Sin embargo, la reflexología no se puede utilizar para condiciones que requieran cirugía.)

El masaje de la reflexología comienza por suavizar los músculos y nervios a través de la presión que se ejerce en un punto en particular (o terminal nerviosa), esto crea una sensación en alguna otra parte del cuerpo indicando la conexión entre ambos puntos. A pesar de que el dolor no será aliviado inmediatamente, si se continúa con los masajes por periodos frecuentes se obtendrán los beneficios.

Algunos practicantes de la reflexología creen que el estimular los puntos reflejos hace que se liberen endorfinas (similar a la acupuntura). Las endorfinas son compuestos que se producen en el cerebro y poseen cualidades antidolor como la morfina. Éstas se derivan de sustancias de la glándula pituitaria y están involucradas en el control endócrino (glándulas productoras de hormonas, por ejemplo el páncreas, tiroides, ovarios y testículos).

Para empezar un tratamiento de reflexología hay que ponerse en las manos de un practicante, el cual masajeará los puntos reflejos, concentrándose en las áreas sensibles que correspondan a la parte del cuerpo que presenta molestias. A pesar de todo esto no existen fundamentos clínicos para afirmar que la reflexología es eficaz, se cree que no causa daño y que podría otorgar grandes beneficios.

Existen ciertas condiciones para las cuales la reflexología es inapropiada: diabetes, desórdenes del corazón, osteoporosis, problemas con la tiroides y flebitis (inflamación de las venas), tampoco se recomienda para mujeres embarazadas o padecimientos de artritis en los pies.

Capítulo 26

Shiatsu

¿Qué es shiatsu?

Shiatsu es originaria de China y data por lo menos de dos mil años atrás; ellos empezaron a conocer las causas de las enfermedades y que los remedios podían aliviarlas a través de un cambio de alimentación o forma de vida. También se recomendaba la acupuntura y masajes. Este masaje también era utilizado por los japoneses después de que se introdujo a su país y lo llamaban *anma*.

Lo que hoy se conoce como terapia shiatsu ha evolucionado del *anma* con influencias de oriente y occidente. Esta terapia últimamente ha adquirido reconocimiento y popularidad gracias a la gente que sabe de sus beneficios.

A pesar de que oriente y occidente tienen diferentes puntos de vista en cuanto a la salud y forma de vida, una puede complementar a la otra. La creencia oriental dice que existe un flujo de energía primario en el cuerpo que corre a través de los canales conocidos como meridianos; también dice que esta energía existe a lo largo del universo y que toda creatura viviente depende de él tanto como del alimento físico. En Japón, China y la India a esta energía se le conoce con los siguientes tres nombres respectivamente: *ki, chi* y *prana.* (Hay que notar que en este contexto el término "energía" no tiene nada que ver con la cantidad física que se mide en calorías.) Así como en la acupuntura, en la terapia shiatsu existen puntos de presión en los meridianos que están relacionados con ciertos órganos, estos puntos son conocidos como *tsubos*.

Tratamiento

La terapia shiatsu es de relajación y se utiliza la presión con las manos y técnicas de manipulación para ajustar la estructura física del cuerpo y sus energías internas para ayudar a prevenir enfermedades y mantener una buena salud. Shiatsu se puede usar para una gran variedad de problemas tales como dolores de cabeza, insomnio, ansiedad, dolor de espalda, etc.

De acuerdo con la medicina china, un dolor de cabeza no es un evento sólo de la cabeza, no es sólo un dolor que debe ser terminado sin mirar sus orígenes y no debe tratarse como ningún otro dolor de cabeza. Más bien es una obstrucción del *ki* relacionada con los patrones de energía de todo el cuerpo del individuo, con sus circunstancias y estilo de vida. El tratamiento debe involucrar un trabajo en los brazos, las piernas y la cabeza, así se lograrán cambios más duraderos en lugar de sólo bloquear los síntomas.

La medicina occidental podría ser incapaz de encontrar una causa física para un problema de salud y aunque se pueda administrar un medicamento para mitigar el dolor, la causa principal no se curaría. Es probable que en una sola sesión de shiatsu se logre aliviar el problema por medio de la estimulación del flujo de energía en lo meridianos o canales del cuerpo. Podría ser recomendada una rutina de ejercicio (a lo mejor específica), un cambio de alimentación y/o estilo de vida. Shiatsu puede fomentar un buen estado de salud y no sólo físico. Existen grandes beneficios espirituales y físicos tanto para el que da como para el que recibe shiatsu.

TÍTULOS DE ESTA COLECCIÓN

- 100 hechizos de amor
- Adelgazar, una decisión de peso
- Adivinación con dados. *Sara Zed*
- Adivinación con dominó. *Sara Zed*
- Alcances de las terapias naturales
- Anorexia y bulimia
- Bienestar para la mujer
- Cábala al alcance de todos
- Cómo entender e interpretar una lectura psíquica. *Bruce Way*
- Cómo entender y aliviar el estrés
- Cómo entender y aliviar la depresión
- Cómo leer el aura
- Cómo leer el futuro en las runas
- Cómo relajarse
- Controla... cólera,rabia, ira, enojo
- Diabetes.
- Desintoxicación
- El arte de la guerra. *Sun-Tzu*
- El camino de la Madre Teresa
- El color de la vida
- El cuidado del gato
- El cuidado del perro
- El excitante paraíso de los afrodisiacos
- El libro de los no-muertos
- El mensaje oculto de los sueños
- El misterio rosacruz
- El mundo de las hadas. *Roberto Mares*
- El silencio interno de ser chamán
- El simbolismo oculto de los sueños
- Energías de la Tierra
- Escriba su propia magia
- Esoterismo gitano
- Espiritismo
- Espiritismo y clarividencia para principiantes. *E. Owens*
- Fantasmas y fantasías. *Roberto Mares*
- Fe en la oración. Ilustrado
- Fobias
- Gran manual de magia casera
- Guía de aromaterapia
- Guía de calorías
- Guía para dolores de cabeza y migraña
- Hechizos y conjuros
- Hipnosis y el arte de la autoterapia
- Introducción a la quiromancia
- Kama sutra. Ilustrado.
- La Biblia. Una guía en el camino
- La salud de los niños
- La salud del hombre
- Las cartas. Técnicas de adivinación
- Las enseñanzas de la Madre Teresa
- Las profecías de Nostradamus
- Lenguaje corporal
- Los mejores pasajes de la mitología griega. *Roberto Mares*
- Los planetas y el amor
- Los secretos de la bruja 1.
- Los secretos de la bruja 2.
- Los sueños. *Morfeo*
- Magia con ángeles
- Magia con velas
- Magia egipcia. *Joseph Toledano*
- Manual contra la envidia
- Medicina alternativa 1
- Medicina alternativa 2
- Meditación. La terapia más natural
- Niños tranquilos
- Nucvo diccionario de los sueños
- Numerología al alcance de todos
- Poderes psíquicos. *Soraya*
- Practicando yoga
- Primeros auxilios
- Psiconutrición
- Qué comer
- Reencarnación y karma
- Reflexología y otras terapias
- Remedios caseros. De la A a la Z
- Remedios caseros que curan casi todo
- Salmos curativos
- Salud Sexual
- Sé feliz
- Sueños eróticos. *Solomon L. Gold*
- Tiempos de brujas. *Roberto Mares*
- Toco madera. *Diego Mileno*
- Todo sobre las alergias
- Vitaminas y minerales
- Yoga y meditación

Impreso en los talleres de
MUJICA IMPRESOR, S.A. DE C.V.
Calle Camelia No. 4 Col. El Manto
Deleg. Iztapalapa, México, D.F.
Tels: 5686-3101.